W0059373

rororo Mit Kindern leben

Zu diesem Buch

Die kleinen Tyrannen beherrschen die Szene in vielen Familien. Im Kindergarten dreht sich alles um ihre Störungen, in der Schule können sie nicht ruhig sitzen, selbst vor dem Fernseher kommen sie nicht zur Ruhe. Lehrer machen offen oder versteckt «falsche Erziehung», die Eltern, verantwortlich, drohen mit Sonderschulen, raten zum Psychologen.

Da scheint die Psychopille vom praktischen Arzt um die Ecke oft wie eine Erlösung. Plötzlich ist das Kind wie ausgewechselt.

So verständlich es ist, wenn Eltern von kleinen, die Umgebung und sich selbst tyrannisierenden Zappelphilippen auf die Wirkungen der pharmazeutischen Präparate mit Erleichterung reagieren, so verständlich ist es auch, wenn viele dieser Eltern angesichts der Wirkungen dieser «chemischen Keulen» anfangen, nach Alternativen zu suchen.

Von dieser Suche auf steinigen Wegen, von der Gründung von Elternselbsthilfegruppen, von Erfolgen und Rückschlägen berichtet dieses Buch, das aus der Begegnung einer betroffenen Mutter mit einem engagierten Pädagogen und Familientherapeuten entstand.

Reinhard Voß, Jahrgang 1947, Dr. paed., Professor für Schulpädagogik an der Uni in Koblenz, Lehrer und Familientherapeut, beschäftigt sich seit zwanzig Jahren theoretisch und praktisch mit Verhaltensproblemen in Familien, Kindergärten und Schulen, betreute Elternselbsthilfegruppen und war viele Jahre Mitarbeiter in einem multiprofessionellen Beratungsteam.

Roswitha Wirtz, Jahrgang 1951, Bürokauffrau, drei Kinder, eines davon war «hyperaktiv», gründete eine Elternselbsthilfegruppe, die für viele ähnliche Gruppen Pate stand.

Unser Dank für die «Goldenen Regeln» im Umgang mit dem «hyperaktiven» Kind, gilt unseren Partnern und Familien, der Lehrerin Frau Röttgen, Kreuzau, und im Besonderen Prof. Dr. Gerd Glaeske, Pharmakologe an der Uni in Bremen, der die Aktualisierung zum Psychopharmakakonsum im Kindesalter übernahm.

Dies ist ein Buch aus dem Büro für wissenschaftliche Publizistik. Anregungen und Kritik bitte an folgende Adresse: Büro für wissenschaftliche Publizistik Dr. Horst Speichert, Teutonenstr. 32 b, 65187 Wiesbaden. Hier erhalten Sie auch gegen Voreinsendung eines frankierten DIN-C6-Umschlags einen Prospekt der Reihe «Mit Kindern leben».

Reinhard Voß / Roswitha Wirtz

Keine Pillen für den Zappelphilipp

Alternativen im Umgang mit unruhigen Kindern

Rowohlt Taschenbuch Verlag

Herausgegeben von Bernhard Schön und Horst Speichert

rororo Mit Kindern leben
und
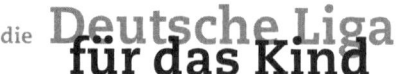
die Deutsche Liga
für das Kind

Partnerschaft für Eltern, Kinder und Familie

Originalausgabe
Erweiterte und aktualisierte Neuausgabe

Veröffentlicht im Rowohlt Taschenbuch Verlag GmbH,
Reinbek bei Hamburg, September 2000
Copyright © 1990 by Rowohlt Taschenbuch Verlag GmbH,
Reinbek bei Hamburg
Alle Rechte vorbehalten
Umschlaggestaltung Büro Hamburg, Susanne Reizlein
(Foto: Tony Stone Images / Alan Abramowitz)
Satz Minion & Stone PostScript (PageOne)
Gesamtherstellung Clausen & Bosse, Leck
Printed in Germany
ISBN 3 499 60957 6

Die Schreibweise entspricht den
Regeln der neuen Rechtschreibung

Inhalt

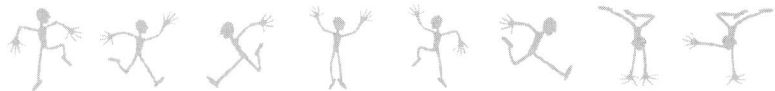

Kapitel 8
Gemeinsam sind wir stärker 128

Zappelphilipp

«Ob der Philipp heute still
Wohl bei Tische sitzen will?»
Also sprach in ernstem Ton
Der Papa zu seinem Sohn,
Und die Mutter blickte stumm
Auf dem ganzen Tisch herum.
Doch der Philipp hörte nicht,
Was zu ihm der Vater spricht.
Er gaukelt,
Und schaukelt,
Er trappelt
Und zappelt
Auf dem Stuhle hin und her.
«Philipp, das missfällt mir sehr!»

1845
Vater ist in großer Not,
Und die Mutter blicket stumm
Auf dem ganzen Tisch herum.

2000
Vater ist in großer Not
Und die Mutter, aus dem Lot,
Suchet, kramt und findet schließlich
Das Fläschchen mit dem Saft ersprießlich,
Von dem man sagt, er spende Ruh:
Man selbst drückt auch ein Auge zu.
Ein Löffel nur von diesem Saft
Nimmt Philipp schnell die Zappelkraft.
Dank der Zunft der Pharmazeuten
Hilft sie den genervten Leuten.
Eitel Freud und Sonnenschein
Kehren ein in Philipps Heim.
Der Eltern Not ist nun verweht,
Man zum Alltag übergeht.
Und der Philipp glotzet stumm
Auf dem ganzen Tisch herum.

Liebe Leserin, lieber Leser,
«Keine Pillen für den Zappelphilipp» war und bleibt unser Appell (der der Mutter und der des Pädagogen) gegen den Medikamentenmissbrauch im Kindesalter. Nicht die Medikation an sich – auch nicht die mit Ritalin –, sondern immer nur der Missbrauch stellt die große Herausforderung an Ärzte und Psychologen, an Lehrer und Erzieher und an betroffene Eltern dar. Der Missbrauch lässt sich wie folgt beschreiben:

- Ein in der Lebenswelt bestehendes Problem wird *nur auf das Kind* bezogen.
- Das Kind wird *einseitig und zu oft* mit Medikamenten behandelt.
- Es erhalten *zu viele* Kinder Medikamente.
- *Persönliche Probleme* und Versäumnisse der Helfer, Lehrer und Eltern werden zu selten berücksichtigt.
- Im Interesse der Helfer, der Lehrer und Eltern soll das bestehende Problem möglichst *schnell und einfach* beseitigt werden.
- Es fehlen eindeutige Diagnosen und theoretische Erklärungskonzepte.
- Alternative Handlungsmöglichkeiten stehen den Helfern und Eltern in weiten Teilen nicht zur Verfügung.
- Die Unterstützung der Schulen und Familien, im Besonderen auch der Alleinerziehenden, über die *Familien-, Sozial-, Gesundheits- und Bildungspolitik* wird nicht hinreichend geleistet.

Die Bedeutung, die Medikamente für bestimmte Familien mit auffälligen Kindern in bestimmten Situationen haben, *bleibt unbestritten*, da oft nur über diesen Weg ein Einstieg in andere Formen der Unterstützung gefunden werden kann.

Dies geschieht in einer Zeit, in der die Familie tief greifend erschüttert wird. Den Hintergrund bilden die Auswirkungen einer «epochalen Strukturkrise» (Oskar Negt)[1], die oft verharmlosend mit den Begriffen Individualisierung und Globalisierung bezeichnet wird. Die Konsequenzen werden gegenwärtig in den Erfahrungen und den Verhaltensweisen *aller* Familienmitglieder offensichtlich. Ein deutlicher Strukturwandel in der Arbeitswelt, in den Medien, in den sozialen Bindungen und der handlungsleitenden Werte schafft enorme Veränderungen im Alltag der Familien. All dies konkretisiert sich leibhaftig in Armut, Arbeitslosigkeit, in hohen Scheidungsraten u. a. m. In hohem Maße verunsichert, reagieren die Erwachsenen. «Kinder der Freiheit», so der Titel eines Buches von Ulrich Beck, in dem er die Lebenssituationen der Erwachsenen (!) in unserer Gesellschaft beschreibt. Sie müssen das «eigene Leben in die eigenen Hände» nehmen und mit immer mehr Freiheit leben lernen. Sie müssen die Angst vor diesen neuen Freiheiten bewältigen. So ist der Wandel für viele Menschen zurzeit die einzige Sicherheit. Der bekannte Psychotherapeut Helm Stierlin bringt dies auf die griffige Formel «Haltsuche in Haltlosigkeit». Die Erwachsenen sind gezwungen, sich neue, passende Formen des (Über-)Lebens anzueignen. Zugleich haben sie aber auch die Chance, den Nutzen, die «Tugend der Orientierungslosigkeit» (Goebel, Clermont) zu erlernen und zu erleben.

Dass dies für alle Betroffenen immer auch an die Akzeptanz von Unsicherheit und Schmerz gebunden bleibt, ist eine uralte Lebenserfahrung. Erfahrung, so heißt es in einem mexikanischen Sprichwort, ist eine stachelige Frucht. Zugleich machen die Betroffenen, wie auch die Familie in diesem Buch, die Erfahrung, eine große Chance erlebt, genutzt zu haben. Krise bedeutet immer auch Chance. Chancen für eine veränderte, gemeinsame Zukunft.

Ähnliches gilt für Schule und Kindergarten. Die Schule und ihre Entwicklung wird immer auch von den gesellschaftlichen Gegebenheiten und Herausforderungen geprägt. Seit Beginn der 90er Jahre lassen

---

1 Literaturhinweise am Ende des Buches

sich auf allen Gebieten des Schullebens deutliche Umbrüche feststellen. Eine andere Kindergeneration, erhöhte gesellschaftliche Erwartungshaltungen an die Schule, neue Technologien, insbesondere Informationstechnologien, stellen ganz neue Anforderungen an die Schulen dar. Immer mehr Pädagoginnen und Pädagogen fühlen sich in ihren Arbeitsbedingungen überfordert. Zugleich verstärken erhöhte Stundendeputate und größer werdende Klassen die wachsenden Burn-out-Phänomene und frühzeitige Pensionierungen. Nur noch 10 % unserer Lehrer sind bis zum Pensionsalter von 65 Jahren in der Schule tätig.

Lehrerinnen und Lehrer, die überfordert, ausgebrannt oder krank reagieren, zeigen *passende* Reaktionen auf eine vorgegebene Lebenswelt. Die Individualisierung, die Pathologisierung von Anpassungsproblemen hat inzwischen auch die Gruppe der Lehrer erreicht. Vielleicht hilft uns diese Entwicklung, auch die Situation des auffälligen Kindes anders zu sehen. *Oder sollten wir etwa mehr Therapie für auffällig gewordene Lehrer und Erzieherinnen einfordern?*

Es muss für jeden einsichtig sein, dass in dieser gesellschaftlichen Umbruchphase, in der die traditionellen Strukturen und Wertorientierungen, die vertrauten Denk- und Handlungsmuster brüchig geworden sind, die Alltagsbewältigung für Kinder und Jugendliche eine besondere Belastungsprobe darstellt. Während einerseits die Freiheitsgrade von Kindern und Jugendlichen in unserer Gesellschaft sehr hoch sind (Konsum, Freizeitgestaltung), müssen sie andererseits diese Freiheiten mit einer fortschreitenden Lockerung von sozialen und kulturellen Bindungen bezahlen.

Der Bielefelder Gesundheitswissenschaftler Klaus Hurrelmann hat festgestellt, dass Kinder und Jugendliche von dieser Entwicklung besonders stark betroffen sind. Seiner Meinung nach nehmen Kinder nicht nur physiologisch Schaden, sondern sie leiden auch körperlich, seelisch und sozial stärker als andere in dieser Lebensweltsituation. Sie reagieren mit «Hyperaktivität», «Aggressivität», «Konzentrationsstörungen», «Kopfschmerzen» u. a. Dies sind aktive, jeweils *passende* Reaktionen des Kindes auf eine Lebenswelt, die für immer mehr Kinder zum Problem geworden ist. Kinder reagieren immer *ganzheitlich* auf

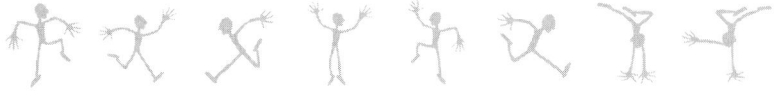

Situationen, die sie überfordern: *Einige stärker im Lern- oder Verhaltensbereich, andere deutlicher mit psychischen oder körperlichen Symptomen.* Es sind Signale, «Notsignale», einer für Kinder zum Problem gewordenen Lebenswelt. Diese zwingt sie, wie die Erwachsenen auch, zu immer neuen Anpassungsleistungen. Von den Erwachsenen werden diese dann als «störend» bzw. «krank» bezeichnet und zu oft mit Medikamenten behandelt.

Dies schafft Entlastung für Helfer, Lehrer, Eltern und Politiker. *«Billige Psychopharmaka ersetzen teures Personal.»* Dieser Satz von Gerd Glaeske, bezogen auf die alten Menschen in unserem Lande, die mit ungeheuren Mengen von Psychopharmaka ruhig gestellt werden, weist eine enge Parallele zum Umgang mit verhaltensauffälligen Kindern auf. Es ist schlicht billiger, die Anpassungsprobleme des Kindes mit Medikamenten zu behandeln, als mehr Geld für Familien, Lehrer und Beratungsinstitutionen oder gar für kinderfreundliche Lebenswelten bereitzustellen.

In dieser Situation wäre es für die betroffenen Kinder, Eltern, Lehrer und Erzieher hilfreicher, wenn sie sich intensiver mit anderen Fragen beschäftigen würden. Mit der Frage zum Beispiel: «Wo sind diese Kinder mit ihrer Konzentration?» Dazu folgendes Fallbeispiel.

Klaus, acht Jahre alt, ist im Unterricht unruhig und unkonzentriert. Nach den Worten seines Lehrers ist er «ständig abwesend», verlässt regelmäßig nach der zweiten Stunde die Klasse und geht nach Hause. Mit der Zeit wird der Lehrer hilflos, die Eltern sind verärgert. Als «Schulverweigerer» etikettiert, wird Klaus dem Schulpsychologen vorgeführt. Nachdem auch dieser scheitert, verschreibt der zurate gezogene Kinderarzt Psychopharmaka zur Behandlung der Unruhe und ein Mittel zur Steigerung der Konzentrationsfähigkeit. Am Ende seiner «Karriere» hat Klaus das Glück, dass er in der Kinder- und Jugendpsychiatrie auf eine engagierte Ärztin trifft, der es gelingt, eine engere Beziehung zu ihm aufzubauen. In dieser Situation hat der Junge zum ersten Mal die Möglichkeit, sich zu öffnen. Er beginnt zu erzählen, dass er eines Abends durch die angelehnte Tür den Streit der Eltern mitangehört habe, in dem seine Mutter unter anderem drohte, die Familie zu verlassen. So

hielt es Klaus verständlicherweise nicht lange im Unterricht aus. Erst nachdem er sich persönlich vergewissert hatte, «dass die Mutter noch da war», kam er für den Rest des Tages zur Ruhe.

Unruhe treibt viele Kinder um, sie können sich auf die Anforderungen der Schule nicht richtig konzentrieren, da sie mit den Konsequenzen von Scheidung oder Armut, von Leistungsdruck in Familien und Schulen, mit den Nöten der Freundin oder der Klassenkameradin beschäftigt sind. Darüber hinaus haben diese Kinder eine Anpassungsleistung vollbracht, die unserer immer schneller werdenden Lebenswelt entspricht. Freed und Parsons, ein amerikanischer Psychotherapeut und eine betroffene Mutter, unterstreichen dies in ihrem Buch.

«Ich glaube, dass die Mehrheit der Kinder mit der Diagnose ADD[2] tatsächlich das hat, was Hallowell und Ratey als Pseudo-ADD bezeichnen. Sie wurden nicht so geboren; wir haben sie dazu gemacht. Diese Kinder sind ein Produkt unserer schnelllebigen, visuellen, überstimulierenden Kultur.»

Sie zitieren die Arbeit zweier Kollegen:
«ADD ist wie das Leben heutzutage. Ich [Hallowell] möchte nicht zu hochtrabende Behauptungen aufstellen, aber ich glaube wirklich, dass dieses medizinische System eng mit der gegenwärtigen Kultur Amerikas verzahnt ist. Das schnelle Tempo des Alltagslebens, die Suche nach dem Sound Bite, die Vorliebe für Fastfood und sofortige Bedürfnisbefriedigung, die weite Verbreitung von Faxgeräten, Mobiltelefonen, Computer-Netzwerken und E-Mail, unser Appetit auf Gewalt, Action und Abenteuer, das Streben nach Gewinn, unsere weit verbreitete Ungeduld, die Vorliebe für Glücksspiele, Extreme und Gefahren – all diese sehr amerikanischen Eigenschaften sind auch dem Aufmerksamkeits-Syndrom sehr ähnlich.»

2 ADD – Attention Deficit Disorder (engl.): ADS – Aufmerksamkeits-Defizit-Syndrom

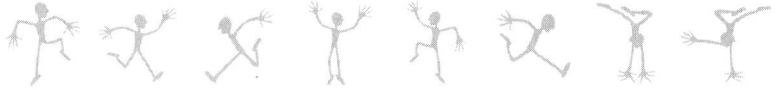

Sind nicht auch in Deutschland die so genannten «Hypis» oder die Kinder mit der Diagnose «Aufmerksamkeits-Defizit-Syndrom» (ADS) die typischen Kinder des 21. Jahrhunderts? Oder offenbart sich unser Unbehagen an der Welt, in der wir leben, unbewusst in der fortschreitenden medizinischen Behandlung auffälligen Verhaltens von Kindern?

Wenn zurzeit wieder einmal die Nachfrage nach der schnellen Lösung steigt, so werden wir nicht umhinkommen, uns intensiv mit den allgemeinen Lebensbedingungen unserer Gesellschaft zu Beginn des neuen Jahrtausends zu beschäftigen. Nach den «alten Rezepten», der «Anpassung auf Rezept» (Reinhard Voß), den kindzentrierten Psychotherapien und einem wachsenden Esoterikrepertoire sind Ärzte, Psychologen, Eltern und Lehrer aufgefordert, gemeinsam «neue Lösungen» zu finden. Nicht nur «die Schule muss neu erfunden werden». (Reinhard Voß)

«Alternativen im Umgang mit unruhigen Kindern» aufzuweisen, war und bleibt unser Anliegen. Das Kind aus dem Zentrum der Betrachtung zu nehmen und sein Verhalten in größere soziale Zusammenhänge zu stellen (Hans von Lüpke, Reinhard Voß), erfordert andere Wahrnehmungs-, Denk-, Einstellungs- und Handlungsweisen. So soll(en)

- das Kind im Kontext seiner Lebenswelt und Lebensgeschichte betrachtet,
- seine individuellen Kompetenzen und sozialen Ressourcen genutzt,
- gemeinsame Hilfsangebote von Ärzten, Psychologen, Lehrern und Eltern organisiert und
- Lösungen statt alter Rezepte (Krankheitszuschreibungen) angestrebt werden.

Schaut man intensiv nur auf das Problem, hier auf das «hyperaktive» Kind, so bedingt dies oft eine Bindung an das Problem, anstatt neue

Lösungswege zu eröffnen. Die Betroffenen bleiben meist im Problemraum gefangen, während die so herbeigesehnten Lösungen ungesehen bleiben. Auch dieses Ringen um individuelle kind- und familienspezifische Lösungen wird von Roswitha Wirtz anschaulich beschrieben. Es wird deutlich, dass es sich bei diesen Lösungswegen nicht um gerade Straßen handelt, sondern um Umwege, wobei das Stehenbleiben und auch das Zurückgehen genauso dazugehört wie das beharrliche Verfolgen des gesetzten Zieles.

Die Fragwürdigkeit traditioneller, medizinischer Konstruktionen im Sinne einer krankhaften Eigenschaft des Kindes, wie die «Legasthenie» (Bühler-Niederberger), «Minimale Cerebrale Dysfunktion» (MCD), «Hyperkinetisches Syndrom» (HKS) oder neuerdings «Aufmerksamkeits-Defizit-Syndrom» (ADS), bleibt bestehen. Dies gilt im Besonderen dann, wenn immer mehr Kinder derart etikettiert werden. Die Aussage gilt trotz aller neurophysiologischen oder genetischen Erklärungsversuche. Diesem Mythos zu begegnen, wie ich ihn bereits in «Anpassung auf Rezept» beschrieben habe, bleibt als Aufgabe bestehen. Eine Aufgabe, der wir uns gemeinsam stellen müssen, Eltern, Lehrer, Erzieher und Ärzte.

Seien wir vorsichtig mit all den bereits beschriebenen (medizinischen) Königswegen, die sich dann immer wieder, jedoch auf Kosten der betroffenen Kinder und Familien, als Irrwege herausstellen. So wurde noch vor wenigen Jahren die Behandlung eines hyperaktiven Kindes mit einer Diät als das «Allheilmittel» herausgestellt, um heute eindeutig, «wissenschaftlich bewiesen», als «unwirksam» zu gelten. Dass ein kleiner Prozentsatz von Kindern einer umfangreicheren medizinischen Betreuung bedarf, bleibt dabei unbestritten.

Die Sünden der Helfer

Oft sind es die Helfer, die Familien in eine Sackgasse führen. Wir werden nicht umhinkommen, wir, die Lehrer und Erzieher, Psychologen und Ärzte, uns mit den eigenen Fehlern, mit professioneller Inkompetenz zu beschäftigen. Es lässt sich nicht verleugnen, dass inkompetentes Handeln aufseiten der Helfer oft zu einer Verschärfung oder Verlängerung einer Problemsituation beiträgt. Es kann nicht darum

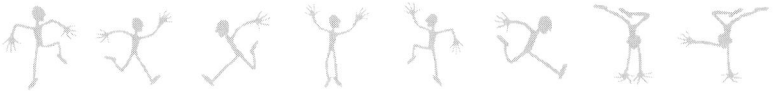

gehen, in irgendeiner Form diese Berufsgruppen zu beschimpfen, sondern es bedeutet allein, dass wir uns um mehr Professionalität und Kooperation bemühen. Da ich selbst auch Familientherapeut bin, kann das folgende Beispiel nicht als eine Beschuldigung einzelner Berufsgruppen missverstanden werden.

Maria war so ein «typisches» hyperaktives Kind. In einer schwierigen Familiensituation reagiert der Kinderarzt empört auf das Ansinnen der Eltern, möglicherweise das Kind mit Ritalin zu behandeln. Die Probleme sieht er eher bei der Mutter als bei dem Kind. In der Konsequenz sucht sich die Familie einen Kinderarzt in einer benachbarten Stadt. Dieser ist selbst betroffener Vater, der Ritalin für die einzig sinnvolle Behandlungsform hält. Somit erhält Maria vom 5. bis zum 11. Lebensjahr Ritalin, weil sie unruhig und aggressiv ist und des Nachts nicht schlafen kann. Morgens erhält sie eine Tablette und mittags noch eine halbe.

Erst als Maria in die Gesamtschule, eine Ganztagsschule, kommt, wird die Medikamenteneinnahme mit 11 Jahren abgesetzt. Sie soll wie üblich mittags das Medikament alleine einnehmen, was sie in der Schule, vor den anderen Schülern, nicht tun will, nicht tut. Die Familie stellt so fest, dass das gemeinsame Leben auch ohne die Pille funktioniert und setzt das Medikament ohne das Wissen des Arztes ab. Erst ein halbes Jahr danach finden sie den Mut und erzählen dem Kinderarzt von der Absetzung. Später gab es noch eine Familientherapie, zu der alle Familienmitglieder gegangen sind, die aber von der Familie abgebrochen wurde. Die Therapeutin sprach eine direkte Beschuldigung der Mutter aus, indem sie sagte, die Probleme der Familie bestünden darin, dass die Mutter ihr eigenes Verhältnis zu ihrer Mutter nicht aufgearbeitet habe.

Selbst wenn man den Überlegungen sowohl des Kinderarztes wie auch der Familientherapeutin folgen wollte, ist es ihnen nicht gelungen, diese Familie in ihrer spezifischen Konfliktsituation dort abzuholen, wo sie sich gerade befand. So war die Chance vertan, gemeinsam nach einer Lösung ohne einseitige Schuldzuweisungen (jetzt der Mutter!) zu suchen, vielleicht sogar gemeinsam einen Weg ohne Medikamente zu finden. Doch aufgepasst! Auch die Helfer sind eingebunden in Ausbildungsstrukturen und bestehende Arbeitsplatzbedingungen. Die gesellschaftlichen Rahmenbedingungen der Helfer stellen oft deutliche Grenzen dar.

Wir spielen «schwarzer Peter»

Die Frage nach den Ursachen für «hyperaktives» Verhalten von Kindern gleicht jenem «Schwarze-Peter-Spiel», bei dem sich die Beteiligten gegenseitig die Schuld zuweisen. Nach dem Kind sind es jetzt verstärkt die Eltern und insbesondere die Mütter, aber auch die Lehrer und Erzieher, denen der «schwarze Peter» zugeschoben wird.

Auf diesem Wege werden Energien gebunden, die wir gemeinsam in die Eröffnung neuer Lösungsräume investieren könnten: Eltern und «Helfer» zusammen mit den Kindern. Dass dies ein einfacher Weg sein soll, wird niemand ernsthaft behaupten wollen und können. So bleibt letztlich allein die Ermutigung, den ersten, kleinsten Schritt zu gehen. Neue Wege entstehen bekanntlich beim Gehen, andere gehen mit. Dies für die Seite der Eltern in einem ersten Zugang beschrieben zu haben, dafür gebührt Roswitha Wirtz und ihrer Familie ein besonderer Dank.

Die Betroffenen glauben jeweils nur durch das Ausfindigmachen des einen «schwarzen Peters», den «Schuldigen» finden zu können. Aber es sind nicht die Kinder, nicht die Mütter! In der Auffälligkeit der Kinder symbolisiert sich immer die Ganzheit der Lebenswelt, die für die Menschen zum Problem wird. Die meisten dieser Kinder sind nicht krank. Oft ist es sogar so, dass sie über besondere Stärken, Talente und ein besonderes Maß an Kreativität verfügen. Wäre ein Mozart der geworden, der er war, wenn es seinerzeit schon Krankheitsbilder wie «ADS» und Medikamente wie Ritalin gegeben hätte? Bewegungsfreudige und anders konzentrierte Kinder verhalten sich jeweils individuell passend, anders, eigensinnig (wie die Erwachsenen auch!). Dass sich die individuellen Unterschiede auch neurologisch aufweisen lassen, dies darf doch niemanden verwundern.

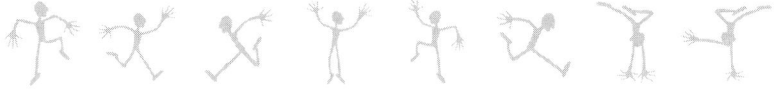

Unsere gemeinsame Aufgabe besteht also darin, auffällige Kinder in ihrer schwierigen Lebenssituation nicht allein zu lassen, ihnen beizustehen und ihre Eltern, Lehrer und Erzieher zu unterstützen. Unsere Pflicht ist es, ihnen Zeit zu lassen, jene Zeit, die sie benötigen, um mit der neuen Situation leben zu können. Und dieses notwendige Maß an Zeit ist bei Kindern wie Familien wiederum sehr individuell ausgeprägt.

In der Reflexion am Ende dieses Buches beschreibt Roswitha Wirtz sehr anschaulich, dass die beliebten Schuldzuschreibungen zu keiner Veränderung führen. Gesucht wird eine Abkehr von den Fragen nach den «wirklichen» Ursachen, Problemen, den Schuldigen, da diese Fragen nur zur Aufrechterhaltung des Problems beitragen. Dies ist der Punkt, der mich persönlich bis auf den heutigen Tag so betroffen macht. Die traditionellen Rezepte tragen dazu bei, die betroffenen Kinder, Eltern, Lehrer und Erzieher in ihren schwierigen Lebens- und Berufssituationen festzuhalten. Deshalb sind wir aufgefordert, einen gemeinsamen Ausbruch aus den selbst angelegten Ketten zu leisten.

Koblenz, Februar 2000
Reinhard Voß

voss@uni-koblenz.de

Einleitung: Eine Begegnung

Roswitha Wirtz, Hausfrau und Mutter

Ich arbeitete eine Zeit lang als kaufmännische Angestellte. Mein Mann Harald ist technischer Angestellter in einem großen Unternehmen.

Wir heirateten recht früh, und als Dreiundzwanzigjährige gebar ich unseren Sohn Thomas. Nach drei Jahren adoptierten wir Joachim, und wiederum vier Jahre danach nahmen wir unsere damals zwölfjährige Pflegetochter Elvira auf.

Unser Sorgenkind war Joachim. Die Schwierigkeiten mit ihm steigerten sich derart, dass wir ihm Psychopharmaka verabreichten.

Dass wir einmal keine Pillen mehr geben und sich unsere Familie und auch Joachim völlig verändern würden, dies hätten wir uns nie träumen lassen. Alles begann mit einer Radiosendung, Titel: «Pillen für den Störenfried». Vor allem der Satz: «Eltern müssen überlegen, welche Verantwortung sie auf sich nehmen, wenn sie den Kindern Pillen geben. Sie können diese Verantwortung nach meiner Meinung nicht übernehmen», traf mich wie ein Schlag. Völlig verstört fragte ich mich: «Wer ist dieser Mann? Was soll diese Aussage? Weiß der Typ, wovon er redet?»

Ein mir unbekannter Herr Dr. Voß beschimpfte mich.

Mich, die ich doch Hilfe brauchte.

Mich, die ich doch so froh war, endlich ein Mittel zu haben.

Mich, die ich doch in allem das Beste für die Kinder tat.

Mich, die ich doch so verantwortungsbewusst und zukunftsdenkend war.

Mich, die ich ein Kind wie Joachim tagtäglich ertragen musste.

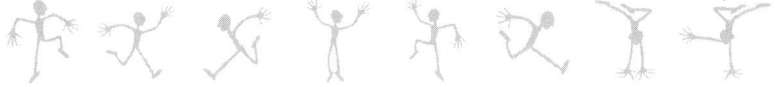

Nachdem ich meinen Frust nicht loswerden konnte, setzte ich mich hin und schrieb diesem Herrn Dr. Voß einen Brief. Ich musste mich rechtfertigen.

Sehr geehrter Herr Voß!

Am heutigen Tage habe ich die Sendung «Pillen für den Störenfried» verfolgt. Mein Interesse war besonders groß, da ich eine betroffene Mutter bin. Zunächst einmal freut es mich sehr, dass ein solches Thema in einer Radiosendung besprochen wird. Verblüfft hat mich, dass die Sendung so einseitig war.

Während des Verlaufs wurde ich doch sehr ärgerlich. Ich nutzte die Gelegenheit zum Anruf. Zu meinem Bedauern konnte ich aber nichts erreichen. Es ist einfach unfair gewesen, dass Sie Mütter zu Wort kommen ließen, die nichts zum Thema beitragen konnten. Die Gespräche wirkten auf mich lächerlich. Es musste fast den Anschein haben, als ob nur Teilnehmer mit einer positiven Einstellung zu Ihrer Meinung durchkamen. Ein solcher Satz mag Sie verärgern, aber meine Erregung ist zu groß, als dass ich ihn anders formulieren möchte. Von Ihnen wurde mehrfach betont, dass Sie viel Verständnis für die Eltern mit schwer verhaltensgestörten Kindern haben und auch die Lehrer hier mit einbeziehen. Nur, *Ihr Weg, Ihr Aufzeigen von Möglichkeiten sind für mich leere Phrasen.*

Wir haben einen achtjährigen Sohn, der schon als Baby sehr auffällig war. Unser Leidensweg führte über die Babyphase hin zur Kindergartenzeit und weiter zur Vorschule. Hier endete nun das Chaos in einem für uns nicht mehr zu entwirrenden Knoten. Die Vorschullehrerin war trotz nur acht Kindern total entnervt und der Meinung, dass unser Sohn nie in eine normale Grundschule eingeschult werden könne. Wir sollten doch einen Psychologen aufsuchen. Die gute Frau wusste nichts davon, dass wir dies schon zweieinhalb Jahre versucht hatten. Ohne Erfolg. Allerdings scheiterten wir nicht an unserem Unvermögen oder Nichtwollen, sondern einzig und allein an der extremen Unruhe unseres Sohnes. Sogar der Psychologe war nach dem ersten Treffen mit dem Kind so irritiert, dass er uns ohne Kommentar nach Hause schickte. Er meinte nur: «Darüber muss ich erst nachdenken.»

Mit solchen Grundbedingungen, die auch ständig Ärgernisse und Belächeln der Umwelt ob unserer Unfähigkeit zur Folge hatten, traten wir den Weg zum Arzt an. Hier fanden wir nun endlich einmal jemanden, der für unsere Nöte Verständnis hatte. Mit normalen Erziehungsmitteln war unserem Sohn nicht beizukommen.

Eine regelrechte *Erleichterung* war es für uns zu erfahren, dass die *Verhaltensweise* unseres Joachim *krankhaft* ist und er medikamentös behandelt werden kann.

Uns wurde endlich das schlechte Gewissen genommen, versagt zu haben. Nicht wir, sondern die Hyperaktivität, die Krankheit unseres Kindes, war Ursache unserer Lage. Durch das Psychopharmakon wurde unser Sohn körperlich ruhig gestellt. Nicht seine Psyche wurde beeinflusst. Er blieb nach wie vor der charakterlich gleiche Junge. Eines war allerdings anders. Er konnte endlich wieder einmal normal gehen. Er benahm sich vernünftig bei Tisch, ohne alle zwei Minuten etwas hinunterzuwerfen, und sogar das Tüpfelchen auf dem i – nämlich das tägliche Einkoten und Einnässen – hatte ein Ende.

Ich könnte hier noch endlos weiter fortfahren, aber das ist die Ausgangsposition, von welcher man Psychopharmaka sehen muss. In Ihrer Sendung habe ich völlig vermisst, dass einmal auf die Familie als Ganzes eingegangen wird. Bei uns gibt es nicht nur unseren Joachim, sondern auch meinen Mann, mich, Thomas und Elvira. Alle wollen ihr Recht,und alle gehen kaputt an einem Familienmitglied. Weiter werden alle Gruppen, in denen sich unser Sohn aufhält, extrem durch ihn gestört.

Ich *habe* Verständnis für die Lehrer. Es gibt doch nicht nur unser Kind. Auch die normalen Kinder brauchen ihre Zuwendung. Ich weiß, was es heißt, die anderen immer beiseite zu schieben, damit der Verhaltensauffällige die Aufmerksamkeit erhält. Was es heißt, Rücksicht zu nehmen und jemanden im Familienkreis zu haben, der das Äußerste fordert. Sie haben weiter in Ihrer Sendung ganz und gar nicht auf die Möglichkeit der Krankheit eines Kindes hingewiesen. Bei anderen Krankheiten werden Medikamente doch auch ohne Bedenken gegeben. Warum nicht in einem solchen Krankheitsfall?

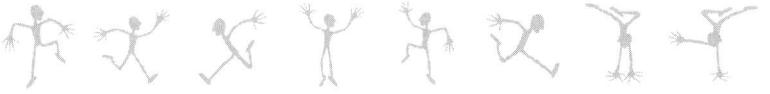

Ich *muss* meinem Kind Psychopharmaka geben. Der Arzt hat mir dies geraten, und ich werde deshalb von Ihnen und der Umwelt mit Unverständnis behandelt. Ich habe sowieso schon ein schlechtes Gewissen. Niemand gibt gerne Pillen. Ständig unterdrücke ich mein schlechtes Gewissen mit dem Wissen, dass ich keine andere Chance habe.

Zurzeit kann niemand uns eine andere Möglichkeit benennen außer Psychopharmaka. Ihre guten Ratschläge sind nett – bestimmt bedenkenswert, aber glauben Sie mir, das ist in der Praxis nicht umsetzbar. Sie reden von der Gesellschaft. Es stimmt: Wir sind bei uns geprägt von Angepasstsein und der Leistung, die zu bringen ist. Deshalb ja gerade scheitern wir Eltern beim Versuch, mit unseren Kindern bei der Umwelt anzukommen. Nur die Pille hilft. Wir wollen die Pille nicht. Wir werden uns stark machen für ein Leben ohne Pillen. Aber jetzt – heute – und wohl noch sehr lange werden wir sie weiter geben müssen. Bewusstseinsveränderung in einer Gesellschaft ist nicht von heute auf morgen zu erreichen. Mein Kind soll jetzt nicht auf der Strecke bleiben.

Wie schwer ist es für uns, diesen Jungen – so, wie er ist – anzunehmen. Niemand kann ein solches Kind in seiner Eigenart annehmen, wenn er es nicht von Herzen liebt, und dies tun in der Regel nur die Eltern, nicht die anderen. Wie sollte also die Umwelt ihn annehmen können?

Dies alles habe ich in Ihrer Sendung vermisst. Ich bedaure sehr, dass ich nicht mit Ihnen sprechen konnte. Eines will ich nur hoffen, dass Sie nicht noch mehr Mütter in ihrem schlechten Gewissen verunsichert haben. Helfen kann man nicht mit schönen Worten allein. Ich werde mich einsetzen für ein Leben ohne Pillen, werde Ihr Buch lesen. Nur, es dauert alles seine Zeit, und für uns gibt es im Augenblick nur ein einziges Mittel: das Leben mit der Pille – Psychopharmaka.

Ich hoffe auf Ihre Antwort.

Mit freundlichem Gruß

Nach einigen Tagen erhielt ich eine kurze Antwort.
Wir verabredeten ein Treffen.

Dieses Gespräch fand wenige Wochen später statt. Die Zeit bis dahin stand ich gewaltig unter Druck. Ich wollte unbedingt das Buch des Herrn Voß «Pillen für den Störenfried?» lesen, damit ich für die Unterhaltung vorbereitet war.

Ich hatte mir vorgenommen, ihn von meiner Sichtweise zu überzeugen. Je weiter ich in dem Buch las, desto kleinlauter wurde ich. Zeile für Zeile las ich, verstand und musste diesem Doktor Recht geben. Er beleuchtete unser Familienproblem von einer ganz anderen Seite.

Mich beschäftigte dann hauptsächlich die Frage: «Welche Tipps bekomme ich, damit Theorie Praxis werden kann?»

Bei der ersten Begegnung trat uns Dr. Voß unkompliziert und direkt entgegen. Dass er uns ernst nahm und mitfühlen konnte, aber trotzdem seiner Denkweise treu blieb, nahm uns für ihn ein.

Harald und ich erzählten ihm von unserer Wirklichkeit und unserer Leidensgeschichte. Ich erzählte ihm, dass ich die bedauernden, anklagenden, empörenden und fordernden Augen um mich herum nicht mehr ertragen könne.

Ich erzählte ihm, wie gut es tut, durch die Pillen endlich in ein Normalmaß zu kommen. «Wir wollen keine Außenseiterfamilie mehr sein. Wir wollen endlich wieder einmal eine ‹stinknormale Familie› sein.»

Reinhard Voß, Pädagoge und Familientherapeut

Ich bin Lehrer und Diplompädagoge und unterrichte als Professor für Schulpädagogik an der Universität in Koblenz. Meine Frau arbeitet als Psychologin und Psychotherapeutin in freier Praxis in Köln. Wir haben keine Kinder.

Ende der siebziger Jahre habe ich viele Stunden am Sorgentelefon für Kinder und Jugendliche des Kinderschutzbundes verbracht. Immer wieder erzählten mir Kinder, dass sie, wenn sie unruhig waren, wenn sie schlechte Noten nach Hause brachten, wenn sie unkonzen-

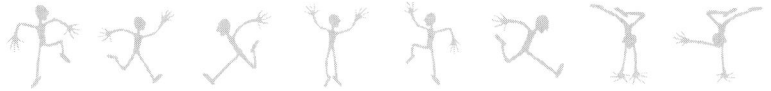

triert waren oder in der Klasse störten, von ihren Eltern Medikamente bekamen.

Ich empfand das als derart bedrückend, dass ich beschloss, dieses Problem etwas genauer zu untersuchen. Dabei geriet ich zunächst in eine eigenartige Situation. Freunden, Bekannten und Nachbarn war, als ich fragte, dieses Problem durchaus bekannt. Offizielle Einrichtungen wie Beratungsstellen, Behörden, Ämter reagierten ablehnend auf meine Anfragen: «Dieses Problem gibt es nicht.» Dass bei uns seinerzeit jedes sechste Kind mit Psychopharmaka, also mit Medikamenten, behandelt wurde, die früher nur bei schwersten psychischen Erkrankungen verabreicht werden sollten, wurde offiziell nicht zur Kenntnis genommen. Das änderte sich in den folgenden Jahren, allerdings nur langsam. Noch 1983 hieß es in einer Besprechung meines Buches «Pillen für den Störenfried?» in einer medizinischen Zeitschrift: «Wenn der Voß Recht hätte, wäre das schlimm, aber da es nicht so ist, ist es Ideologie.»

Seither habe ich viel Energie darauf verwendet, diesen Missstand in die Öffentlichkeit zu tragen. Dabei war mir stets wichtig, dass dies kein Angriff auf die Medizin ist. Ganz im Gegenteil habe ich von Anfang an versucht, mit Vertretern der medizinischen, pädagogischen und psychosozialen Berufe diese Herausforderung gemeinsam anzunehmen.

Im Anschluss an meine beiden bundesweiten Informationstagungen entstand eine lebhafte Diskussion in den verschiedenen Medien. In einem der darauf folgenden Monate lud mich der WDR zu einer morgendlichen Radiosendung ein. Nach dieser Radiosendung begann meine Geschichte mit Elternselbsthilfegruppen, begann die Auseinandersetzung mit «meinen Müttern». (In den Selbsthilfegruppen sind halt vorrangig Frauen vertreten.)

Im Anschluss an diese Radiosendung erhielt ich eine Vielzahl von Briefen. Obwohl sie meistens aggressiv gegen mich gerichtet waren, machte mich die leidvolle Geschichte dieser Familien betroffen. Da ich wusste, dass nur in der Begegnung, in einer Atmosphäre des Zuhörens und Verstehens der jeweils anderen Position meine Argumente angenommen werden konnten, habe ich auf die mir zugesandten Briefe nicht mit schriftlichen Argumenten reagiert, sondern die betroffenen Familien zu mir nach Dortmund eingeladen.

Einige kamen. So auch Roswitha Wirtz mit ihrem Ehemann. Es wurde ein Sonntagnachmittag, den ich nicht vergessen werde und der weit reichende Konsequenzen für meine zukünftige Arbeit hatte.

Die Intensität dieser Stunden lag in zwei Momenten begründet. Zum einen war es die enorme Offenheit, mit der das Ehepaar von seiner Lebenssituation und seiner Leidensgeschichte erzählte. Zum anderen die Ernsthaftigkeit und das wechselseitige Annehmen, mit der wir versuchten, ein anderes Bild von der jeweiligen Lebenswelt zu zeichnen und ein Verständnis der konfliktgeladenen Situation zu gewinnen, in dem nicht mehr das auffällige Kind zum Sündenbock abgestempelt wird.

Wir alle hatten etwas dazugelernt, als wir auseinander gingen. Dass dieser Sonntag jedoch Ausgangspunkt werden sollte für die Gründung einer Vielzahl von Elternselbsthilfegruppen mit auffälligen Kindern oder gar für dieses Buch, daran haben wir damals selbst in unseren kühnsten Träumen nicht gedacht.

In den folgenden Jahren habe ich dann verschiedene Elternselbsthilfegruppen begleitet. Aus diesen Erfahrungen heraus, die mich bis zum heutigen Tag sehr betroffen machen, sah ich die Notwendigkeit, andere Formen der Unterstützung, ein anderes Beratungskonzept zu schaffen. Die verschiedenen Berufsgruppen und Institutionen, Ärzte, Psychologen, Kliniken und Beratungsstellen bauen alle einen zeitlich begrenzten Kontakt zu Schulen / Familien auf, lassen diese dann aber letztlich mit ihren Problemen allein. Meine Idee: Die traditionellen Formen der professionsspezifisch isolierten Betrachtung (medizinisch oder psychologisch oder pädagogisch) sollten aufgehoben und zugleich eine Orientierung an den Stärken, den Kompetenzen und Ressourcen der Kinder, Familien, Schulen und Kindergärten erarbeitet werden. Im Zentrum für Bildung und Gesundheit haben wir dann über einige Jahre hinweg (ein Kinder- und Jugendpsychiater, eine Psychologin, ein Sonderpädagoge und ich als Lehrer) mit auffälligen Kindern, ihren Eltern, Lehrern, Erzieherinnen, Kindergärtnerinnen, Ärzten gearbeitet und gemeinsam neue Wege einer für die Betroffenen hilfreichen Unterstützung entwickelt (s. Kap. 8, S. 128).

Kapitel 1

Leben mit einem
«hyperaktiven» Kind

Joachim war ein ganz entzückendes Baby. Er schaffte es immer wieder, alle Menschen in seinen Bann zu ziehen. Sogar wildfremde Leute waren wie vernarrt in ihn, zottelten oder spielten mit ihm. Jeder war von seinem Charme und seinen Ideen entzückt.

Aber Joachim kam auch mit schlimmen Ess- und Schlafstörungen in unsere Familie. So war es bei jeder Mahlzeit ein Drama, ihm tropfenweise Milch einzuflößen. Später bei Brei und Gemüse wussten wir oft nicht, wie wir den Jungen zum Schlucken bringen sollten. Wir mussten viel Geduld aufbringen, um ihm einige Löffel Essen zuzuführen. Später weigerte er sich wieder, Obst, Gemüse, Kartoffeln, Fleisch zu sich zu nehmen. Nur breiige Kost wollte er essen.

Sein Schlafbedürfnis war schon als Baby äußerst gering. Manchmal reichten zehn Minuten, und dann war er wieder putzmunter. Er war ständig in Bewegung. Nachts musste ich wieder und wieder aufstehen (oft bis zu zehnmal in der Nacht), ihn beruhigen, ihm den Schnuller oder auch Milch geben.

Joachim war nicht zu bändigen! Ich ließ ihn schreien. Fünf Nächte schaffte ich es, nicht zu unserem Sohn zu gehen. Dies war jedoch wie eine Folter. Nachdem Joachim dann in der Nacht vor extremer Aufregung erbrochen hatte und darin eingeschlafen war, konnte ich diesen Weg nicht mehr gehen. Also stand ich Nacht für Nacht wieder auf, trug ihn, streichelte ihn, erzählte ihm etwas, gab ihm zu trinken.

Joachim litt unter anderem an einer chronischen spastischen Bronchitis, sodass ich sehr häufig beim Arzt war. Alle acht bis zehn Wochen hatte er Fieber und Hustenanfälle mit Auswürfen. Es war eine einzige Quälerei! Tagsüber und nachts ein dauernd schreiendes oder krankes Bündel.

Ich war in dieser Zeit durch den wenigen Schlaf, den ich hatte, bis an die Grenze der Belastbarkeit gefordert. Ich war todmüde und ungeheuer erschöpft.

Mit der Zeit bemerkte ich, dass Joachim sehr viel später lernte. Unser Thomas konnte schon mit fünf Monaten sitzen, mit neun Monaten laufen, und mit elf Monaten hatte er den Wortschatz eines zweieinhalbjährigen Kindes. Joachim war erst mir zehn Monaten bereit zu sitzen, lernte erst mit zwanzig Monaten laufen, und erst mit zweieinhalb Jahren begann er, sehr langsam Worte zu formulieren.

Als ich ihn nicht mehr so viel herumschleppen musste, war Joachim zwar ein einfallsreicher, lustiger, charmanter Junge, aber er zog durch seine Clownerie auch alle Aufmerksamkeit auf sich. Er war ein Kind, das alles vereinnahmte, jeden bis zum letzten Atemzug beschäftigte und sich selbst außerhalb aller Regeln stellte.

Ob er nun mit Erwachsenen oder Kindern zusammen war, er tat, was er wollte. Dauernd war er in Bewegung. Nichts konnte er tun, ohne dabei zu hampeln und zu trampeln. Er vibrierte und hantierte mit Armen und Beinen, ja sogar mit seinem Gesichtsausdruck, immer gleichzeitig. Er konnte nicht gehen, er rannte nur. Und das schön laut.

Seine Schreierei aus der Babyzeit hatte sich zu hysterischen Anfällen gesteigert. Täglich kam es mehrfach vor, dass er lange und ausgiebig schrie und dabei einen beängstigenden Gesichtsausdruck zeigte. Er wirkte wie geistig behindert. Er schrie so anhaltend, dass er nicht mehr hörte, was man mit ihm sprach. Schütteln oder gar ein Klaps ließen ihn nur für einen Moment aufhören, und dann ging es umso schlimmer weiter. Liebevolle Zuwendung nahm er auch nicht wahr. Die Gründe für sein Schreien waren für mich oft nicht erkennbar, und wenn, dann waren sie aus meiner Sicht Lappalien.

An guten Ratschlägen fehlte es uns in dieser Zeit nicht. «Du musst dich durchsetzen», bekam ich immer wieder von Freunden und Bekannten zu hören: Ich wollte den Rat befolgen.

An einem Tag, im Alter von knapp drei Jahren, wollte ich mit Joachim spazieren gehen. «Komm, wir gehen raus. Zieh deinen Pullover über, dann können wir los.» Er wollte keinen Pullover. Wegen der Kälte bestand ich aber darauf. Da brüllte er los. Ich schickte ihn in sein Zimmer und erklärte: «Wenn du den Pullover anziehst, können wir spazieren gehen. Überleg es dir.»

Er ging ins Zimmer und schrie. Er stampfte, hämmerte mit Gegenständen gegen die Tür, warf mit sämtlichem Spielzeug um sich. Anschließend riss er seine Wäsche aus dem Schrank und trampelte

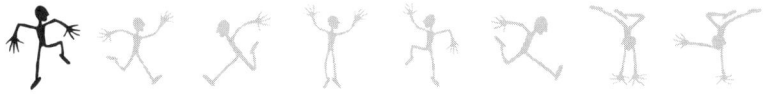

darauf herum. Zum Schluss saß er im Schrank, bewaffnet mit seinem schweren Spielzeugauto, und versuchte, ihn zu demolieren.

Stunde um Stunde dauerte das an. Immer wieder kam er heraus und wollte spazieren gehen. Wenn ich ihm den Pullover zeigte, lief er zurück und wütete weiter. Bis er nach einigen Stunden fix und fertig auf meinen Schoß kroch. Ich streichelte ihn und meinte nur: «Jetzt ist es gut.» – «Nein, nein», schrie er, rannte zurück ins Zimmer und tobte so lange, bis er vor Erschöpfung in einer Ecke einschlief.

Ich war solchen Szenen, diesem ständigen Machtkampf, nicht gewachsen. Ich konnte es nicht mitansehen, wenn er enttäuscht war, wenn er wütend war, wenn er traurig war. Ich gab immer nach, nur damit er sich zufrieden und glücklich fühlte und auch damit ich sein Geschrei nicht mehr hören musste.

Das Sprechen entwickelte sich langsam. Aus dem Gebrabbel wurden nur allmählich Wörter, und erst als Joachim vier Jahre alt war, formulierte er kleine Sätze. Oft bildete er Phantasieworte, da er entweder das Wort nicht kannte oder es ihm zu langsam ging, es auszusprechen. Er überschlug sich beim Sprechen. Er begann zu stottern und verschluckte Silben. Eine Therapie schien aber einem zurate gezogenen Sprachtherapeuten nicht angebracht.

Mit anderen zu teilen war ihm etwas Unvorstellbares. Er nahm alles in seiner Umgebung in seinen Besitz. Niemand bekam etwas ab. Auch den Besitz anderer respektierte er nicht. Ihm gehörte alles.

Joachim konnte bei Tätigkeiten, die er selbst ausgewählt hatte, sehr konzentriert sein. Dies waren aber stets Spiele, die ich nicht dulden konnte, wie zum Beispiel: mit Schraubenziehern Löcher in die Wand bohren, Waschmittel ins Essen schütten, Radios auseinander nehmen oder Spielzeug in die Toilette werfen.

Wenn Kinder uns besuchten, lief er zur Höchstform auf. Er rannte wie ein Besessener durch die Wohnung und riss alles um, was nicht fest verankert war. Das Kinderzimmer ähnelte einem Schlachtfeld. Die Spielkameraden, die seinen Ideen und seiner Rennerei folgten, fanden sein Verhalten völlig in Ordnung und bewunderten ihn wohl für seine Aktivität, oder aber sie erklärten ihn für «bekloppt».

Er war einfach nicht in den Griff zu bekommen. Bei ganz alltäglichen Dingen wie beim Essen, beim Einkaufen oder bei Besuchen in der Verwandtschaft oder bei Freunden waren wir mit seinen Streichen, seiner Unruhe, seinem Geschrei und seinen wütenden Anfällen derart belastet, dass wir nicht mehr weiterwussten.

Als wir ihn mit dreieinhalb Jahren in den Kindergarten gaben, war ich froh und erleichtert, wenigstens morgens etwas Ruhe zu haben. Jedoch wurde ich sehr bald von den Erzieherinnen zu einem Gespräch gebeten. Joachims Verhalten war im Kindergarten untragbar. Er forderte seine Betreuerinnen derart, dass diese ärgerlich von mir Erziehungsmaßnahmen abverlangten, die Joachim zu einem normalen Kindergartenkind machen sollten. Diese vielen Gespräche waren mir peinlich. Ich hatte den Eindruck, alle Mitarbeiterinnen und auch die anderen Mütter sahen mich mitleidig an und tuschelten über meine Unfähigkeit, mit Joachim fertig zu werden.

Viel belastender, mit enormen Gefühlen von Hilflosigkeit verbunden, war jedoch für mich Joachims Einkoten und Einnässen. Bis sieben Jahre hatte er immer noch «volle Hosen». Wenn er so heimkam, dann war es häufig mit meiner Fassung vorbei. Ich habe mich oft gefragt: «Was machst du nur falsch?»

Seine Schwierigkeiten, in einer Gruppe klarzukommen, waren besonders groß. Er verbreitete ständig Unruhe. Seine fein- und grobmotorischen Störungen waren augenfällig. Knöpfe zuzumachen und Schleifen aufzubinden klappte nie. Ebenfalls hatte er Schwierigkeiten in der Körperbeherrschung. Er war tapsig und ungeschickt. Er konnte keine gezielten Bewegungen machen. Fahrrad fahren zum Beispiel lernte er erst als Neunjähriger.

Er war stets abgerissen und schmutzig. Keine Hose oder Jacke hielt stand. Er liebte Matsch, Dreck und Schutt. Seine Haut war oft voller Ausschläge und kaum zu reinigen.

Joachim begann in dieser Zeit selbst zu bemerken, dass etwas nicht stimmte. Er litt unter seinen Lebensbedingungen. Er verstand sich nicht mehr. Er quälte sich nun selbst. Er schlug sich, er biss sich, er riss sich an seinen Haaren, er bespuckte sein Spiegelbild, er wollte nicht mehr leben. Er fragte: «Warum muss man ein Gehirn haben? Warum hüpfen dort immer so böse Sachen herum? Warum mögen mich die anderen nicht? Warum tu ich das? Hast du mich noch lieb?»

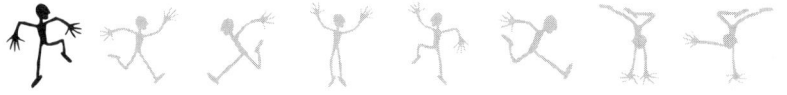

Und ich? Ich wusste bis auf die letzte Frage keine Antwort.

Joachim kommt in die Vorschule! Diese Entscheidung hatten wir uns wohl überlegt, um ihm noch Zeit zu lassen. Erster Tag! Zu diesem besonderen Ereignis sollten alle Mütter kommen. Die vielen Mütter und Kinder, das neue Umfeld, all dies war für Joachim zu viel. Als die Tür zum Klassenzimmer geöffnet wurde, riss er sich den Ranzen vom Rücken und warf ihn quer über den Fußboden in die äußerste Ecke.

Dann rutschte er selbst laut kreischend dem Ranzen hinterher.

Die Lehrerin schlug zum Kennenlernen ein Spiel vor: «Der Platz neben mir ist frei, ich rufe den … herbei.» Sie erklärte den Schülern, dass sie so die Namen der anderen Kinder erfahren und behalten würden.

Das erste Kind rief sogleich Joachim. Wie von der Tarantel gestochen sprang er vom Stuhl, warf ihn weit hinter sich, rannte um den großen Kreis der Schüler und der Lehrerin, machte noch einen Abstecher bei uns Müttern vorbei und brüllte dabei laut: «Ariba, Ariba.» Er ließ sich auf den freien Stuhl fallen und fiel mit diesem um. Lautes Lachen ringsumher. Das Fatale war nun, dass jedes Kind Joachim erwählte. Diese Gaudi wollte sich keiner der Schüler entgehen lassen. Die Lehrerin brach das Spiel ab.

Dann wurde gemalt. Joachim malte ein bezeichnendes Bild. Die Kinder sollten sich selbst darstellen. Unser Sohn zeichnete ein sehr seltsames Männchen (er konnte mit Stiften noch nicht umgehen). Da er nun das Gemalte selbst für zu schlecht befand und die anderen Bilder als viel besser beurteilte, setzte er lauter schwarze Punkte auf das Blatt, sodass von dem Männchen kaum noch etwas zu sehen war. Als die Lehrerin ihn fragte, was er gezeichnet habe, antwortete er keck: «Na das, was ich sollte. Mich selbst. Ich stehe da im Regen.»

Während einer Pause schimpfte die Aufsichtsperson mit Joachim wegen einer Prügelei. Er darauf: «Warum soll ich es immer sein? Die anderen sind es auch. Und wenn du so weitermachst, wehr ich mich und kneif dir in den Po.» Die Lehrerin schimpfte noch mehr. Joachim machte daraufhin seine Drohung wahr und kniff einmal kräftig zu.

Die nächsten Monate müssen nach Aussage der Lehrerin ebenso chaotisch verlaufen sein wie der erste Tag. Für Joachim galt nur stören, schreien, tun, was er wollte, spielen statt lernen, prügeln, er war kaum zu motivieren, er zerstörte Lehrmaterial usw.

Auch zu Hause war nichts von einer Besserung zu spüren. Seine hysterischen Anfälle, seine Prügeleien, seine Zerstörung, sein Unglücklichsein und Brüllen, all dies war, wie die Jahre zuvor, unerträglich. Ich war im höchsten Maße erschöpft und hilflos. Dies führte dazu, dass mich die Lehrerin bestellte und zu mir sagte: «Das ist ein unmögliches Kind.» – «So ein Kind ist mir noch nicht untergekommen.» – «Der Junge ist nicht dumm.» – «Er zerstört sein Lernvermögen selbst.» – «Er gehorcht nicht.» – «Untragbar für eine Grundschule, den können Sie gleich in eine Sonderschule geben.» – «Gehen Sie doch bitte zum Psychologen.» Nur, dies hatten wir ja über zwei Jahre getan, leider ohne Erfolg.

«Diese Typen kennen wir ...»

Ein befreundeter Mediziner wies uns darauf hin, dass Joachims Verhalten unter Umständen krankhaft sei. Er vermittelte uns auch in eine Klinik. Dort erzählte ich von unserer Leidensgeschichte mit unserem Sohn. Die Reaktion des Arztes: «Diese Typen wie Ihren Sohn kennen wir. Man sieht es ihm gleich an, auf den ersten Blick.»

«Was?», fragte ich ganz irritiert.

«Er ist hyperaktiv wegen einer Minimalen Cerebralen Dysfunktion.»

Das weitere Gespräch faszinierte mich. Dieser Mann konnte mir Dinge über Joachim sagen, die ich ihm nicht erzählt hatte und die trotzdem stimmten. Sobald ich etwas von unserem Springinsfeld erzählte, nickte er mit dem Kopf. Unser Gespräch war wie ein Spiel, in welchem sich zwei Spieler den Ball zuwerfen.

Nun begann er mit Joachim einige Bewegungsabläufe durchzugehen, wie zum Beispiel einen Hampelmann springen, auf einem Strich gehen, auf einem Bein hüpfen, einen kleinen Papierball auffangen. Bei allem nickte der Arzt nur mit dem Kopf. Nachdem er seine kurze

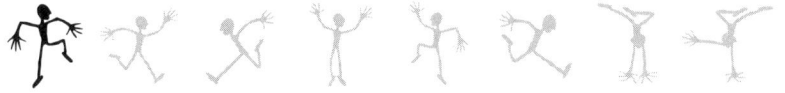

Untersuchung abgeschlossen hatte, gab er an: «Kein Zweifel, Hyper-kinetisches Syndrom aufgrund einer MCD.» Und dann führte er aus: «MCD ist eine geringfügige Hirnfunktionsstörung, die wohl in der Schwangerschaft entstanden ist: Alkoholembryopathie. Die leibliche Mutter hat Ihnen als Adoptiveltern ganz schöne Probleme aufgehalst. Er hat typische Merkmale dafür im Gesicht und Körper. Ich empfehle Ihnen ein Medikament. Ich stelle Ihnen jetzt ein Rezept aus. In den nächsten zwei Wochen gehen Sie bitte zu Ihrem Hausarzt und lassen sich das Psychopharmakon von ihm verschreiben. Ich werde einen ausführlichen Bericht an den Hausarzt geben.»

«Kann man über dieses Medikament und das Krankheitsbild mehr erfahren? Wie lange müssen wir dieses Medikament geben?» Mir schossen noch so viele Fragen durch den Kopf.

«Ich empfehle Ihnen das Buch von Wender – ‹Das hyperaktive Kind›. Dort ist das Krankheitsbild sehr gut beschrieben. Sie sind an den Problemen des Kindes nicht schuld. Ihr Sohn kann sich nicht steuern. Das Steuerungszentrum im Gehirn funktioniert nicht rich-tig. Eine Körpersubstanz wird über das Gehirn geschleust. Diese ist bei Joachim nicht vollständig vorhanden, und deshalb muss sie chemisch zugeführt werden. Die Medikamente müssen Sie sehr wahrscheinlich bis in die Pubertät hinein geben. Dann wächst sich das Problem aus. Mit der Pubertät lernt das Kind, seine Schwierigkei-ten mehr mit dem Verstand zu steuern, und die Impulsivität lässt nach. Andere Möglichkeiten haben Sie nicht. Sie sollten in der Erzie-hung die Grenzen weit stecken. Lange Leine lassen. Da, wo Sie aber Grenzen ziehen, sollten diese konsequent eingehalten werden.»

Wir zögerten besorgt: «Machen diese Medikamente nicht abhän-gig?» – «Nein», so der Arzt, «weil eine Substanz chemisch zugeführt wird, die normalerweise im Körper vorhanden ist. Es wird sich bes-sern. Rechnen Sie damit, dass Ihr Sohn einmal Vertreter oder Ähn-liches wird. Das liegt diesen Menschen am besten.»

Nach diesem Gespräch gingen mir immer wieder die Worte durch den Kopf: «Sie sind nicht schuld an den Problemen.» Ich hätte hüp-fen mögen vor Begeisterung. Endlich konnte ich diese Last abwerfen,

34

> Die Bezeichnung «**Hyperkinetisches Syndrom**» verwenden Ärzte und Psychologen für Kinder und Jugendliche, die durch eine überstarke Aktivität, starke Impulsivität und Erregbarkeit sowie nicht situationsgerechte Gefühlsäußerungen auffallen, die sich schlecht in die Altersgruppe eingliedern oder Leistungs- und Entwicklungsstörungen zeigen. Jungen sind häufiger betroffen als Mädchen. Neben dem Etikett «Hyperkinetisches Syndrom» (HKS) wird auch u. a. der Begriff «Minimale Cerebrale Dysfunktion» (MCD) gebraucht.
>
> Die Verwendung des Begriffs Syndrom weist bereits darauf hin, dass es sich auch im medizinischen Sinne nicht um ein einheitliches «Krankheitsbild» handelt, sondern dass eine Vielzahl verschiedener «Störungen», die sich in ähnlicher Weise äußern, zu einem Komplex zusammengetragen werden. Vor diesem Hintergrund ist auch verständlich, dass verschiedene Faktoren ursächlich mit der «Erkrankung» in Beziehung gebracht und mit verschiedensten Behandlungsformen angegangen werden. Psychopharmakatherapie, Psychotherapien, Bewegungstherapien u. a.

an Joachim versagt zu haben. Gefühle der Erleichterung wechselten mit solchen von Angst. Haben wir ein behindertes Kind? Welch eine Zukunft. Aber dann immer und immer wieder fühlte ich mich derart beschwingt, dass ich vor Freude hätte johlen können. Ich hatte keine Schuld!

Joachim begegnete ich in der folgenden Zeit besonders rücksichtsvoll. Der kleine Spatz konnte doch nichts für sein Verhalten. Er konnte sich doch nicht steuern. Jetzt sollte alles gut werden. Wir hatten endlich ein Medikament, und dieses sollte nach Angaben des Arztes Wunder wirken.

Ich war froh. Joachim veränderte sich nach der Einnahme schlagartig. Von Minute zu Minute konnten wir der Besserung seines Verhaltens zuschauen. Er wurde ruhig, ausgeglichen, fast umsichtig, folgte, wenn wir ihn um etwas baten. Ohne Ermahnungen konnten nun ruhig Situationen geklärt werden. Wir waren glücklich.

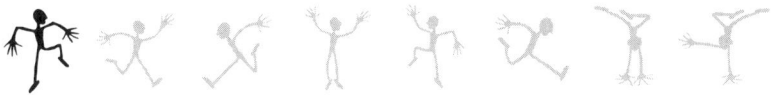

Hat unser Sohn einen Hirnschaden?

Hyperkinetisches Syndrom – Minimale Cerebrale Dysfunktion. Diese Diagnose war wie ein Etikett, eine Schublade, ein Kästchen, eine von Schuld befreiende Bezeichnung.

Es tat uns gut, endlich dieses Etikett auf unsere Sorgen geklebt zu haben. Noch beruhigender war für uns, dass eine solche Diagnose sehr häufg gestellt wird. Wir erfuhren, dass 10 bis 15 Prozent aller Kinder ein solches Syndrom aufweisen. Insofern war Joachim also kein seltenes Prachtexemplar von Unzulänglichkeiten, sondern gehörte zu einer nicht gerade kleinen Gruppe von Kindern, die aus dem Rahmen fällt. Aber …?

In einem Buch von M. Tikkanen (s. Literaturhinweise im Anhang), das von einer betroffenen Mutter und Schriftstellerin geschrieben wurde, fand ich eine Stelle, die mir damals aus dem Herzen sprach: «Seine Diagnose zu bekommen ist eine Sache. Danach weiterzukommen eine andere. Voller Erleichterung stellt man fest, endlich festen Boden unter den Füßen zu haben. Jetzt wird man ja wohl erfahren, was man machen kann, um seinem Kind zu einem sinnvollen Dasein zu verhelfen. Aber das ist nicht der Fall, jedenfalls nicht bei uns. Es gibt kein Mittel zur Behandlung von solchen Kindern.»

Wir standen also nicht allein mit unserer Ratlosigkeit und unserem «kranken Kind».

Es musste etwas geschehen. Wir suchten nach Antworten, vor allem auf die Frage: «Hat unser Kind einen Hirnschaden?»

Es wurde uns von Ärzten und auch in der Literatur deutlich vermittelt, dass bei unserem Sohn nur eine geringfügige Störung vorlag. Er war eigentlich nicht als krank zu bezeichnen, sondern als in der Reife verzögert. Joachim wies Entwicklungsstörungen auf, die ihm im Alltag das Leben so erschwerten. Diese so genannten Teilleistungsstörungen wurden in Joachims Fall auf den Alkohol- und Zigarettengenuss der Mutter während der Schwangerschaft zurückgeführt.

Wir Eltern brauchten die Diagnose MCD wie das tägliche Brot. Die

Diagnose gab Halt und half uns, die dauernden Schwierigkeiten benennen zu können. Wir waren mit dieser Art der Problemlösung zufrieden. Wir benötigten diese Schublade, und wir nahmen sogar in Kauf, unseren Sohn als leicht behindert anzusehen.

Es war für uns einfacher, so unsere Sorgen zu erklären.

Es war für uns einfacher, unseren Sohn wieder anzunehmen.

Es war für uns einfacher, Joachim zu verteidigen.

Es war für uns einfacher, seine Schwächen zu erklären.

Es war für uns einfacher, da uns das Etikett von unseren Versagensgefühlen befreite.

Dass Joachims Störungen psychischer Art sein könnten, dass sie vielleicht sogar mit unserem Verhalten in Zusammenhang zu sehen waren, das konnten und wollten wir nicht akzeptieren. Die Diagnose MCD war für uns wichtiger, und auch nur diese war für uns annehmbar.

Psychische Störungen, die sich körperlich auswirkten, räumten wir zwar ein, das könnte es bei anderen Kindern geben, jedoch nicht bei unserem Sohn. Joachim war ein «reinrassiges» «MCD-Kind», rein körperlich geschädigt. Wir waren nur die Opfer. Uns Betroffenen müsste geholfen werden, klagten wir, und es wäre doch ein Skandal in unserer sonst so wohl ausgerüsteten Gesellschaft, Familien mit MCD-Kindern keine Hilfe zu bieten.

Diese Einstellung sollte sich ändern. Es dauerte lange.

Das Allheilmittel

Die kleinen runden Pillchen, die solche Wunder vollbringen konnten, waren für Harald und mich hin und wieder ein Punkt, der Diskussionen hervorrief. Obwohl sie uns eine große Erleichterung brachten, waren wir manchmal skeptisch und fragten uns, ob es richtig sei, unserem Sohn diese Ruhigmacher zu verabreichen. Von

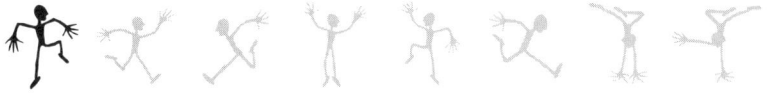

Freunden versuchten wir Stellungnahmen zu erhalten. Wir mussten zu unserem Erstaunen feststellen, dass die von uns angesprochenen Eltern den Medikamenten gegenüber durchaus positiv eingestellt waren. Teilweise erkundigten sich Eltern genau und überlegten, ob sie nicht ebenfalls unseren Arzt aufsuchen sollten.

Gewiss, ich suchte nach anderen Möglichkeiten. Ich informierte mich bei allen möglichen Institutionen oder Beratungsstellen, wie ich mich verhalten sollte. In Büchern fand ich auch einige Erziehungstipps. Nur waren die Hinweise, die ich zusammentrug, so wenig greifbar, dass ich Erfahrenes oder Gelesenes nicht in die Praxis umsetzen konnte.

Niemand war da, der mir meine Fragen hätte beantworten können. Niemand stand mir bei in den Stunden der Enttäuschung und Wut. Niemand gab mir Kraft zum Weitermachen. Einzig eines wurde mir ständig klargemacht: das «Ja» zur Pille. Nur die Pille hilft. Therapien oder Veränderungen in der Erziehung können nur einen begleitenden, stützenden Charakter haben. Diese Antwort erhielt ich immer wieder von Kinderärzten, von Beratungsstellen, Freunden, Verwandten.

Ich wollte mehr. Auf meiner Suche nach Alternativen oder begleitenden Maßnahmen suchte ich die Krankenkasse auf. Von dort verwies man mich an die kassenärztliche Vereinigung. Der Kinderarzt sah im Schulpsychologischen Dienst eine Chance. Hier wurde unser Sohn in eine Spieltherapie übernommen, die jedoch keinen erkennbaren Erfolg zeigte. Niemand in dieser Beratungsstelle hielt es jedoch für nötig, mich darüber aufzuklären, dass in einem Nachbarort ein Schulpsychologischer Dienst mit einer Therapeutin besetzt war, die viel Erfahrung mit «hyperaktiven» Kindern hatte. Dies erfuhr ich durch Zufall erst viel später. Psychologen am Ort wollten eine Therapie beginnen, jedoch scheiterte diese wiederum an der Kostenübernahme durch die Krankenkasse. Beim Kinderschutzbund und bei der Drogenberatung versuchte ich mein Glück. Ich erntete nur Schulterzucken!

Mit einem leitenden Herrn des Gesundheitsamtes telefonierte ich und fragte wiederum nach Alternativen. Antwort: «Was stellen Sie sich eigentlich vor? Wenn Ihnen Ihr Kinderarzt die Pille gibt, so haben Sie diese Ihrem Sohn zu geben, und zwar ohne nachzudenken. Der Arzt ist eine Fachperson mit hoher Qualifikation, und da können Sie nicht hingehen und seine Aussage anzweifeln.»

Nun war ich mit meinem Latein am Ende. Offensichtlich gab es doch nur einen Weg: die Pille! Jeder riet uns dazu. Die Literatur pries sie als einzige Lösung an, und die Freunde würden sie auch verabreichen. Also dann doch die Pille. Wir sagten «Ja». Wir waren erleichtert, so feste Standpunkte zu hören. Wir waren erleichtert, einen Grund für unsere Schwierigkeiten zu haben, und wir waren erleichtert über die einfache, schnelle Lösung.

Wir verlebten ein Jahr, in welchem wir alle zur Ruhe kamen. Kein Geschrei, Toben, Rennen, kein mitleidiges Lächeln oder offene Angriffe. Nur noch Zuspruch für unser ruhiges, liebes, angenehmes Kind. Endlich lobte man uns als Familie. Es tat so gut, nicht mehr als Außenseiter dazustehen.

In unserer Partnerschaft sagten wir uns wieder freundliche, liebende Worte. Wir erlebten herzliche, lustige Abende und genossen die wiedergewonnene Harmonie.

Joachims erstes Schuljahr verlief mithilfe der Psychopharmaka ohne Besonderheiten. Gutes Verhalten, beste Leistungen, keine Mahnungen. Nur Positives! Die neue Lehrerin konnte sich überhaupt nicht vorstellen, dass der kleine Süße ein Sorgenkind gewesen war.

Ich empfand keine Überforderung mehr, und die Anforderungen der Umwelt konnten erfüllt werden. Ich brauchte mich nicht mehr zu verstecken. Scham, Ausweglosigkeit und Versagen waren nunmehr Begriffe ohne Bedeutung.

Joachim und wir waren zu vollwertigen Mitgliedern der Gesellschaft aufgestiegen. Niemand zweifelte mehr an unserem Können. Endlich waren wir eine «stinknormale» Familie.

Ich begriff, dass ich bislang nur für die Kinder gelebt hatte. Dass ich mich zu einer einseitigen, intoleranten, verkümmerten und beschränkten Frau entwickeln würde, wenn ich so weitergemacht hätte. Ich musste lernen, mit den Kindern und nicht für die Kinder zu leben.

Peter, neun Monate

Als ich als Kind die Kunst des selbständigen Einkaufens erlernte, gab es bei diesem Geschäft zwei Dinge, die mir diese familiäre Pflicht geradezu als Vergnügen erscheinen ließen: Es gab Rabattmarken, und es gab etwas, was im Hamburger Sprachgebrauch der frühen Fünfziger hieß: «auf zu».

«Auf zu» gab es ein Bonbon, Apfel, Lolli, Bildchen; neben den Rabattmarken die kleinen Werbegeschenke der Kaufleute. «Auf zu» war umsonst, ungefragt erhielt man es, und «auf zu» schmeichelte auch etwas.

An «auf zu» und die Rabattmarkenzeit erinnerte ich mich wieder, als mir eines Tages der Apotheker die vom Kinderarzt verordneten Medikamente überreichte.

Der Doktor war konsultiert worden wegen einer fiebrigen Erkältung meines damals neun Monate alten Sohnes. Die Verordnung stopfte ich in die Tasche und packte die Schachteln zu Hause aus. Zu Fieberzapfchen und Hustensaft gab's noch Atosil.

Beim Durchlesen des beigelegten Zettels wurde mir klar, dass ich den Doktor zu diesem «auf zu» animiert hatte: Jener hatte mich gefragt, wie das Kind schlafe, und ich hatte wahrheitsgemäß geantwortet: unruhig.

Der Doktor meinte wohl: Dieser Familie kann geholfen werden – und so bekamen wir Atosil – quasi «auf zu».

Nun gut, der innere Schweinehund wurde angesichts der nächtlichen Ruhestörung erfolgreich bekämpft, Atosil kam nicht zur Anwendung, und Wochen später stand der nächste Termin beim Kinderarzt an. Zum Abschluss der Konsultation dann die Frage des Doktors: «Haben Sie noch Atosil?»

Es sollte also wieder etwas «auf zu» geben, ganz umsonst und ungefragt.
(Eine Mutter berichtet)

Anna, sieben Jahre

Anna wurde als Baby in die Pflegefamilie aufgenommen. Sie war von ihren leiblichen Eltern so stark vernachlässigt worden, dass sie beinahe verhungert wäre. Die Pflegeeltern hatten einen leiblichen, geistig und körperlich schwer behinderten zwölfjährigen Sohn. Die Entscheidung für dieses Pflegekind, so betonen die Eltern, wurde aus der Hoffnung heraus getroffen, mit diesem gesunden Mädchen andere, positive Erfahrungen zu machen.

Die Mutter hatte derart viele schmerzhafte Erlebnisse mit ihrem behinderten Jungen gemacht – so wurde sie zum Beispiel auf dem Spielplatz von anderen Eltern aufgefordert, sie doch nicht länger dem Anblick dieses «Idioten» auszusetzen –, dass sie sich, da sie keine eigenen Kinder mehr bekommen konnte, zur Aufnahme von Anna entschloss. Diese Erwartungen konnte Anna zu keinem Zeitpunkt und in keiner Weise erfüllen. Die Entbehrungen ihrer frühesten Kindheit und die enorme Last der Erwartung führten dazu, dass Anna unkonzentriert, unruhig, aggressiv und zerstörerisch reagierte.

Im Kindergarten häuften sich die Beschwerden der Erzieher und der anderen Eltern. Zu diesem Zeitpunkt nimmt die Familie ein zweites Pflegekind auf. Eine Entscheidung, ohne die Auswirkungen auf Anna zu berücksichtigen. Die anhaltenden Beschwerden über Anna aus dem Kindergarten führten letztlich dazu, dass die Eltern einen Arzt aufsuchten, der ihnen Ritalin verschrieb. Die Wirkung dieses Medikaments, das sozial angepasste erhalten Annas, erleben die Eltern derart positiv, dass sie ihre Bereitschaft äußern, im Notfall Anna die Tabletten bis zur Volljährigkeit zu verabreichen.

Markus, dreizehn Jahre

Markus lebt mit seiner Mutter, dem Stiefvater und seiner fünfzehnjährigen Schwester in einer westdeutschen Kleinstadt. Einkommen und Lebensstil der Familie weisen auf einen hohen Lebensstandard hin. Markus und seine Schwester besuchen beide das Gymnasium. Während die Schwester die schulische Erwartungshaltung der Eltern voll erfüllt, ist Markus das «Problemkind» der Familie. Seine Leistungen in der Schule schwanken sehr. Nur durch Nachhilfestunden, eine ständige Hausaufgabenbetreuung der Mutter und die Verabreichung von Ritalin, das er seit dem ersten Schuljahr erhält, konnte die schulische Leistung von Markus stabilisiert werden.

Die Mutter berichtet, dass Markus schon als Baby besonders unruhig gewesen sei. Als er im Kindergartenalter war, zog die Familie um. Durch den Wechsel von dem vertrauten Kindergarten in die neue, für Markus fremde Umgebung wurde Markus' Verhalten auffällig. Sein aggressives und unsoziales Verhalten führte in dem neuen Kindergarten dazu, dass die anderen Kinder Markus beim Spiel weitgehend ausschlossen.

Aufgrund der hohen Erwartungen der Mutter wird Markus bereits mit

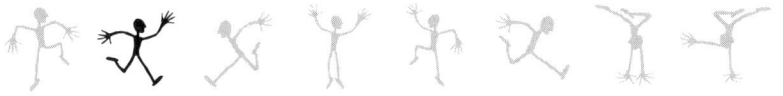
fünf Jahren eingeschult. Wegen seines Verhaltens und seiner Leistungen wird er jedoch schon nach sechs Wochen von den Lehrern in die Vorschule zurückgewiesen. Eine Entscheidung, die sich als richtig erwies, da Markus dort im Laufe der Zeit sich positiv verändert. Doch bereits während der Vorschulzeit beginnt die Ehe der Eltern zu kriseln und wird zum Zeitpunkt von Markus' zweiter Einschulung geschieden.

Mit der erneuten Einschulung traten die alten Schwierigkeiten wieder zutage. Nach wenigen Wochen setzte der Rektor der Grundschule die Mutter massiv unter Druck, indem er ihr riet, ihr Kind auf die Sonderschule zu schicken. Die Mutter suchte daraufhin eine Ärztin auf, die Markus Ritalin verschrieb.

Markus besucht inzwischen die siebte Klasse des Gymnasiums und hat während dieser Zeit das Medikament erhalten. Die Eltern sind der festen Überzeugung, dass das Medikament die soziale Situation der Familie stabilisiert hat. In medikamentös freien Zeiten (z. B. Schulferien) stellten die Eltern fest, dass Markus in alte, unerwünschte Verhaltensweisen zurückfiel und das Familienleben nachhaltig störte.

Typische Beispiele aus dem Alltagsleben unserer Gesellschaft. Bei Klagen von Eltern und Lehrern über «Konzentrationsschwierigkeiten» und «Hyperaktivität», bei starker Aggressivität und oppositionellem Verhalten verordnen Ärzte verstärkt Psychopharmaka, die Eltern den Kindern und Jugendlichen verabreichen. Daneben tragen besonders Psychologen, Lehrer und Erzieher eine Mitverantwortung dafür, dass immer mehr Kinder mit Psychopharmaka diszipliniert werden. Nach einer amerikanischen Untersuchung sind es hauptsächlich Lehrer, die den Eltern raten, bei Schulproblemen die Hilfe des Arztes zu suchen.

Traditionell werden in den USA verhaltensauffällige Kinder häufiger und länger mit Ritalin behandelt (Der Spiegel 52/1998). Die neuesten US-Zahlen für den Zeitraum von 1991–1995 am Beispiel Baltimore sollten uns dennoch als Mahnung dienen. Dort ist **in allen Schulstufen** ein deutlicher Anstieg von Ritalinverabreichungen festzustellen. Eine Verdoppelung der Verordnungen von Ritalin findet dort in der Grundschule (!) statt. Es lässt sich, wie bereits zu Beginn der 80er Jahre geschehen, ein entsprechender Anstieg in den kommenden

Jahren auch für Deutschland erwarten. Dies verdeutlichen die anschließenden Ausführungen des Pharmakologen Gerd Glaeske über das aktuelle Ausmaß der Psychopharmakatherapie für Kinder in Deutschland.

Neben einem allgemeinen Klima, in dem sich immer mehr Lehrer und Eltern überfordert zeigen, lassen sich Alltagsphänomene aufweisen, die für sich sprechen. In Stuttgart gab 1996 die obere Schulverwaltung «Empfehlungen für die Schule und fachliche Stellungnahmen» heraus, die eindeutig die Verordnung von Ritalin beim «HKS» propagieren. Deutlich ist eine wachsende Bereitschaft bei Psychologen, Ritalin zu empfehlen. Offensichtlich zeigt sich auch in Eltern-Selbsthilfegruppen wieder stärker die Tendenz, Ritalin zu nutzen.

Das Ausmaß der Psychopharmakatherapie für Kinder in Deutschland ist immer noch zu wenig untersucht, als dass eindeutige Aussagen möglich wären. Zwar wurden 1997 so viele Psychopharmaka für Kinder verordnet, dass knapp 4 % aller Kinder unter 12 Jahren pro Jahr einmal ein solches Mittel bekommen könnten. Einzelne Befunde sind jedoch nach wie vor widersprüchlich: So weist Trott[1] darauf hin, dass Ärztinnen und Ärzte sich in ihrem Verordnungsverhalten bei Kindern nicht sicher seien und häufig auch Psychopharmaka verschrieben. Andere Untersuchungen, wie die von Ellinger und Nissen[2] kommen dagegen zu dem Ergebnis, dass sich die Aussage eines unkritischen Umgangs der Ärztinnen und Ärzte nicht mehr stützen ließe.

Die Verschreibungspraxis von 1983 bis 1997 belegt, dass Schlaf- und Beruhigungsmittel, Tranquilizer, Neuroleptika und Antidepressiva noch immer häufig verschriebene Psychopharmaka für Kinder

1 Trott, G. E. u. a.: Selbsteinschätzung des Versorgungsverhaltens bei Psychopharmaka an Kindern und Jugendlichen. Ergebnisse einer Befragung von niedergelassenen Ärzten. Psychiatrische Praxis, 22, 1995
2 Ellinger, T. J., Nissen, G.: Psychopharmaka für Kinder und Jugendliche. In: Deutsches Ärzteblatt 86, C-2321, 1989

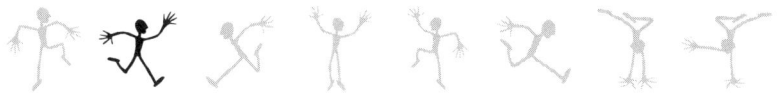

sind (Tabelle 1, S. 44). Allerdings ist während des Betrachtungszeitraumes ein deutlicher Rückgang der Behandlung mit diesen Psychopharmaka festzustellen. Ärztinnen und Ärzte scheinen offensichtlich – sicherlich als Reaktion auf die vielfältigen öffentlichen Diskussionen – zurückhaltender bei der Verordnung von Psychopharmaka für Kinder geworden zu sein. Die breite und umfassende Aufklärungsarbeit der letzten Jahre trägt offenbar erste Früchte. Aber trotz dieser Entwicklung stimmen auch die derzeit noch verordneten Mengen von Psychopharmaka nachdenklich.

Bei Schul- und Erziehungsproblemen – seien es große Nervosität und Konzentrationsschwierigkeiten, Lernschwierigkeiten oder aber auch Hyperaktivität –, Aggressivität und Aufsässigkeit werden von Ärztinnen und Ärzten noch immer Psychopharmaka verordnet, und Eltern verabreichen sie ihren Kindern. Auffälliges Verhalten von Kindern wird mit Arzneimitteln medizinisiert, obwohl schon seit langem darauf hingewiesen wird, dass insbesondere die Verordnung von Psychopharmaka für Kinder ohne begleitende Psychotherapie oder Beratung unter Einbeziehung der Eltern als Kunstfehler zu werten ist. Psychodrogen decken gesunde Körpersignale als psychische Hilferufe von Kindern zu, ob nächtliches Bettnässen oder besondere Zappeligkeit, und deklarieren sie zum abweichenden, krankhaften Verhalten. Jedes fünfte oder sechste Kind soll in Deutschland unter dem Symptom des Bettnässens leiden. Ein Projekt an der Universität Freiburg hat gezeigt, dass die meisten einnässenden Kinder organisch vollkommen gesund sind. Als Therapie wurden in jedem Fall verstärkte Zuwendung und Liebe empfohlen – nächtliches Bettnässen sei nämlich immer als kindlicher Hilferuf zu verstehen (Apotheker-Zeitung vom 24. 4. 1989). Dass aber solche individuellen Signale von Kindern Probleme in ihrem Elternhaus oder aber in der Schule widerspiegeln, geht bei solchen einfachen und uniformen Arzneimitteltherapieentscheidungen verloren – nicht das System wird behandelt, sondern die auffälligen Kinder und Jugendlichen, die mit dem System nicht «klar»-kommen oder nicht toleriert werden.

Auch wenn die Verordnungspraxis der meisten Psychopharmaka in

Tabelle 1 Anzahl von Patienten, die in den Statistiken als Anwender geführt sind, also mindestens 1-mal pro Jahr ein Arzneimittel aus der betreffenden Gruppe bekommen

	1983	1985	1988	1990	1995	1997	
Neuroleptika	255 000	132 000	153 000	148 000	72 000	57 000	darunter 40–50 % Atosil®, als Anti-allergikum und Mittel gegen Brechreiz
Antidepressiva	100 000	69 000	71 000	45 000	41 000	36 000	darunter 80–90 % Tofranil®, gegen nächtliches Bettnässen
Tranquilizer	65 000	50 000	70 000	82 000	87 000	77 000	darunter 25 % Valium®, als ‹Anti-krampfmittel› (z. B. bei Fieber) oder als Muskelentspannungsmittel
Schlaf- und Beruhigungsmittel	400 000	285 000	288 000	199 000	83 000	105 000	hauptsächlich werden pflanzliche Arzneimittel verordnet (z. B. Sedariston)
Pychostimulantien	1 000	1 000	6 000	16 000	12 000	24 000	vor allem Ritalin® bei hyperkinetischen Kindern

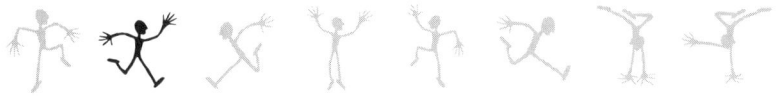

den letzten 14 Jahren deutlich zurückgegangen ist, *zeigt sie doch einen erschreckend deutlichen Anstieg der Verschreibung von Psychostimulantien* (Tabelle 1, S. 44). Behandelt wird in diesen Fällen vor allem mit Ritalin (Wirkstoff Methylphenidat), einem dem Betäubungsmittelrecht unterstehenden Psychostimulans, das typischerweise bei hyperkinetischen Kindern angewendet wird und im Sinne einer paradoxen Reaktion ausgleichend und beruhigend wirkt. Nach einer kritischen Wertung der vorliegenden klinischen Studien hat Ritalin in sehr eng gezogenen Indikationen der Behandlung hyperkinetischer Kinder einen gesicherten Platz; diese Behandlung sollte jedoch nicht die Regel sein. Die Anwendung erscheint lediglich als nachrangige Maßnahme nach allen psychosozialen Maßnahmen, eingebettet in eine Familientherapie oder andere Formen von Psychotherapie, sinnvoll. 1997 wurden in der Bundesrepublik rund 680 000 Packungen Ritalin verkauft. Wenn die gesamte Menge für Kinder mit hyperkinetischem Syndrom, das etwa sechsmal häufiger bei Jungen als bei Mädchen diagnostiziert wird, verordnet würde, könnten etwa 15 000 bis 20 000 Kinder (der insgesamt rund 8 Millionen unter 12 Jahren) ein Jahr oder 30 000 bis 40 000 Kinder ein halbes Jahr lang mit diesem Mittel behandelt werden. Ritalin wird aber auch zur Behandlung der Narkolepsie (Schlaffallsucht) angewendet, sodass von einer deutlich niedrigeren Behandlungsprävalenz bei Kindern auszugehen ist. Mit den in Tabelle 2 genannten Mengen an verordneten Psychostimulantien könnten 2 000 bis 3 000 Kinder unter 12 Jahren jeweils einen Viermonatszyklus lang behandelt werden. Allerdings ist anzumerken, dass diesem Verordnungsanteil nur eine Grundgesamtheit von 100 000 verordneten Psychostimulantien zugrunde liegt. Allein die verkauften Ritalinmengen übersteigen diesen Wert fast um ein Siebenfaches. Möglicherweise ist daher doch von einer hohen, nicht erfassten Anzahl von Ritalinverordnungen für Kinder auszugehen.

In den USA wird im Indikationsbereich Hyperaktivität in den letzten Jahren verstärkt Clonidin eingesetzt, bei uns auch als Catapresan im Handel. Mit diesem Mittel, eigentlich ein stark wirksames Mittel zur Blutdrucksenkung, sind allerdings vor allem in Kombination mit

Ritalin erhebliche Nebenwirkungen aufgetreten, vor allem Herz- und Kreislaufversagen. Neben 141 gemeldeten schweren Nebenwirkungen sollen dieser Therapie in der Zwischenzeit fünf Todesfälle anzulasten sein (USA TODAY 12.09.95). Und der Arzt, der mit dieser Therapie vor Jahren begonnen hatte, obwohl Clonidin damals wie heute nicht für eine solche Behandlung zugelassen ist, hat die Anwendung wegen der auftretenden schweren Nebenwirkungen beendet – offensichtlich zu spät, weil immer noch Kinder diesen Therapieexperimenten ausgesetzt werden. Neue Ergebnisse scheinen übrigens darauf hinzudeuten, dass Ritalin zwar kein eigenes Abhängigkeitspotential bei Kindern entwickelt, dass aber im höheren Alter vermehrt Suchtprobleme bei «Ritalin»-Kindern als bei nicht behandelten Kindern beobachtet werden. Außerdem ist immer noch eine Wachstumsverzögerung bei der Therapie mit Ritalin in der Diskussion, die aber nach Absetzen des Mittels ausgeglichen werden kann.

Die geschlechtsspezifische Analyse der Verschreibungspraxis von Psychopharmaka zeigt, dass Jungen häufiger mit Psychopharmaka behandelt werden als Mädchen (Tabelle 2, s. unten). Insbesondere bei der Verordnung von Psychostimulantien und Antidepressiva ist ein

Tabelle 2 **Verordnungen von Psychopharmaka an Kinder unter zwölf Jahren differenziert nach Geschlecht – «Institut für medizinische Statistik» (IMS), 1997**

	Mädchen	Jungen	Gesamt
Neuroleptika	26 000	29 000	55 000
Antidepressiva	13 000	23 000	36 000
Tranquilizer	37 000	41 000	78 000
Schlaf- und Beruhigungsmittel	49 000	57 000	106 000
Psychostimulantien	2 000	22 000	24 000
Psychopharmaka (insgesamt)	127 000	172 000	299 000
Grundgesamtheit (Bevölkerung 1995 unter 12 Jahren nach Geschlecht)	3 956 500	4 168 300	8 124 800

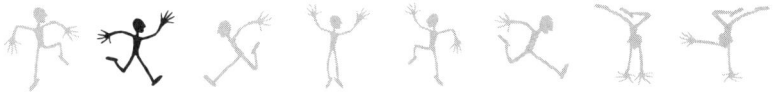

deutlicher Unterschied auffällig. Das Deutsche Ärzteblatt (Deutsches Ärztebl. 86, 28/29) hat bereits 1989 auf eine stark erhöhte Verordnungshäufigkeit von Psychopharmaka bei Jungen hingewiesen. Bis zum 15. Lebensjahr nimmt die Verschreibungshäufigkeit bei Mädchen dagegen ab (rd. 7 Psychopharmaka pro 100 Mädchen), bei Jungen ist ein Anstieg der Verschreibungssequenz zwischen dem 6. und 7. sowie zwischen dem 14. und 15. Lebensjahr festgestellt worden (rd. 10 Psychopharmaka pro 100 Jungen). Dies ist vor allem auf die Diagnose ‹hyperkinetisches Syndrom› zurückzuführen, von der Jungen deutlich stärker betroffen sind als Mädchen (Relation ca. 8:2). Aber auch aggressives und gewalttätiges Verhalten, das bei Jungen häufiger anzutreffen ist, wird mit Psychopharmaka behandelt. Die Ursachen für dieses Verhalten sind vielfältig: Lernerfahrungen, kulturelle und gesellschaftliche Normen, Persönlichkeitsstrukturen und Belastungen werden genannt. Es handelt sich um ein erlerntes Verhalten, das vor allem durch die Familie, den Freundeskreis oder auch durch die Medien vermittelt und verstärkt wird. Ständige Misserfolgserlebnisse erhöhen die Bereitschaft zu aggressivem Verhalten. Es ist eine typische männliche Form der Lebensbewältigung, die darauf hindeutet, dass Jungen mit sich und ihrer Umwelt nicht mehr zurechtkommen.

Nebenwirkungen

Die Behandlung kindlicher Verhaltensstörungen mit Psychopharmaka geschieht trotz einer Vielzahl von Warnungen, die auch auf folgenschwere Nebenwirkungen hinweisen.

Es lässt sich außerdem kaum ein Zusammenhang herstellen zwischen der «Störung» des Kindes und der Psychopharmakawahl.

Psychopharmakatherapie wird angeordnet, obwohl das Anwendungsgebiet von Psychopharmaka als äußerst schmal anzusehen ist. Kindliches (Fehl-)Verhalten kann sich entwicklungsbedingt mehr oder minder rasch ändern. Bei einer langfristigen, gleich bleibenden Behandlung mit Psychopharmaka kann auf diese Eigenentwicklung nicht angemessen Rücksicht genommen werden, weil unter dem Einfluss des Medikaments nicht zu erkennen ist, welche Verhaltensänderung der Eigenentwicklung und welche dem Medikament zuzurechnen ist.

Kindliche «Verhaltensstörungen» werden mit Psychopharmaka behandelt trotz einer Fülle nachgewiesener **Nebenwirkungen.** So werden

- Wachstumsstörungen,
- Schlafstörungen,
- Ruhelosigkeit,
- Erbrechen,
- Schwindelgefühle,
- Appetitlosigkeit und
- paradoxe Wirkungen (eine Verstärkung der vorhandenen Aggressivität oder Hypermotorik!) durch Psychopharmaka bewirkt. Besonders auffällig ist auch die
- psychische Veränderung des Kindes. Viele Eltern stellen nach der Vergabe des Medikaments fest: «Dies ist nicht mehr unser Kind.»

Obwohl die Gefahren der psychischen und physischen **Suchtgefährdung** und des Medikamentenmissbrauchs bekannt sind, wird die Behandlung kindlicher Verhaltensauffälligkeiten mit Psychopharmaka fortgeführt. In deutlicher Sprache fasste der anerkannte Kinder- und Jugendpsychiater Reinhard Lempp bereits 1983 die Gefahren der Psychopharmakatherapie zusammen: «Psychopharmaka jeder Art sind differenzierte Medikamente, deren Anwendung bei Kindern und Jugendlichen so kritisch überlegt werden sollte wie eine Operation. Die Verordnung von Psychopharmaka für Kinder und Jugendliche ohne begleitende Psychotherapie oder Beratung unter Einbeziehung der Eltern ist ein Kunstfehler. Wer zur Psychotherapie keine Kompetenz oder keine Zeit hat, soll die Verordnung von Psychopharmaka für Kinder denen überlassen, die es können – und die Zeit für die kunstgerechte Verordnungsweise haben.»

In seinem Jahresbericht 1997 wiederholt der internationale Drogenkontrollrat (INCB) die Bitte an die Regierungen «zu höchster

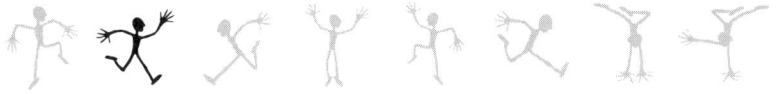

Vorsicht, um die Überdiagnostizierung von ADD bei Kindern und die medizinisch nicht gerechtfertigte Behandlung mit Methylphenidat und anderen Stimulantien zu vermeiden» (INCB 1997)[3].

Pillen für alle Fälle

Die Behandlung auffälliger Kinder mit Psychopharmaka geschieht nicht im luftleeren Raum. Kinder im Alter von 0 bis 5 Jahren erhalten im Durchschnitt genauso viele Medikamente wie die Altersgruppe der 45- bis 49-Jährigen (!). In einer repräsentativen Studie für Nordrhein-Westfalen «Kinder und Medikamente», die wir für das Ministerium Arbeit, Gesundheit und Soziales durchgeführt haben, konnten wir folgende Zahlen für den Medikamentenkonsum der 6- bis 14-Jährigen feststellen:

- Knapp 30% der Kinder in dieser Altersgruppe nahmen in vier Wochen Arzneimittel ein. Von diesen 30 von 100 Kindern erhielten 70% ein Arzneimittel, 19% zwei und 11% drei und mehr.
- 50% der eingenommenen Arzneimittel entfielen auf Hustenmittel, Antiallergika, Analgetika und Mittel gegen Bronchitis.
- Die Nutzung von Arzneimitteln ist nach Pro-Kopf-Einkommen unterschiedlich. Kinder in Familien mit den höchsten Pro-Kopf-Einkommen wiesen einen um 60% höheren Arzneimittelkonsum auf als Kinder aus Familien der untersten Pro-Kopf-Einkommensgruppe.

Die Verordnung von Medikamenten für Kinder ist allgemein sehr hoch, und wo der Weg zum Arzt zu weit und unbequem ist, gehen die Eltern oder sogar die Jugendlichen selbst in die Apotheke, um sich zu versorgen. Nach der oben genannten Untersuchung stammten 23%

---

3   Internationaler Drogenkontrollrat / INBC: Zunehmender Missbrauch von Amphetaminstimulantien. In: Drogenreport, 2, 16, 1997

der an Kinder im Alter von 6 bis 14 Jahren vergebenen Arzneimittel aus dem Bereich der Selbstmedikation. Sie waren also ohne Rezept in der Apotheke gekauft worden (vor allem Vitamine, Mittel gegen Hauterkrankungen und Schmerzmittel). Die Selbstmedikation fördert bei Kindern und Jugendlichen ein in seiner Wirkung für den Medikamentenmissbrauch nicht zu unterschätzendes, problematisches Verhaltensmuster, das gesellschaftlich breit akzeptiert ist: den Konflikt einfach wegschlucken!

Die Reklame für das Glutiagil macht auf einen anderen Aspekt aufmerksam.

(Werbetext)
«Für Schüler ist Glutiagil geeignet, um
- die Leistungen in der Schule zu steigern
- die Auffassungsgabe und Merkfähigkeit zu verbessern
- Konzentration und Ausdauer zu erhöhen
- die Examensvorbereitungen zu intensivieren
- einer zu raschen Lernmüdigkeit vorzubeugen
- Zerfahrenheit, Vergesslichkeit und Unkonzentriertheit
  leichter zu überwinden.»

Die Werbung zielt direkt auf die Schule, das Präparat ist rezeptfrei erhältlich. Unkonzentriert? Keine Ausdauer? Schlechte Noten? Die Werbung suggeriert den hilflosen, mit ihren Problemen allein gelassenen Eltern und Lehrern, dass dieses und ähnliche Produkte bei ihm eine wissenschaftlich nie belegte Aktivierung des Gehirnstoffwechsels bewirken sollen (Glutaminsäure), Verhaltens- und Leistungsauffälligkeiten der Kinder medikamentös beheben könnten: Hoffnung auf eine «heile Welt» wird hier vorgegaukelt, eine äußerst subtile Form der Verführung.

Ähnliches gilt für eine Vielzahl von Vitaminpräparaten, deren Werbung sich eindeutig auf Schulschwierigkeiten richtet.

Keine Missverständnisse!

Die Tatsache, dass mit **Medikamenten** menschliches **Leben gerettet, Leid gemildert** und **Hilfe gegeben** werden kann, wird hier nicht infrage gestellt. Uns geht es nicht um die allgemeine Vergabe von Medikamenten, auch nicht von Psychopharmaka an Kinder und Jugendliche. Wir verurteilen allein den **Missbrauch!**

Kinder und Jugendliche, die mit ihrem jeweils passenden Verhalten auf Probleme ihres Lebens und ihrer Lebenswelt hinweisen, dürfen nicht einfach mit Medikamenten ruhig gestellt werden.

Dass es in einzelnen Fällen durchaus sinnvoll und der Situation entsprechend sein kann, auffällige Kinder und Jugendliche **zeitlich begrenzt** mit Medikamenten – auch mit Psychopharmaka – zu behandeln, diese Erfahrung haben wir in Elterngruppen immer wieder machen können. Dies ist aber nur dann gerechtfertigt und sinnvoll, wenn gleichzeitig anderweitige Bemühungen einsetzen, dem Kind und der Umwelt bei der Lösung der Probleme zu helfen. Ein leichtfertiger Umgang mit Medikamenten, gerade auch mit psychoaktiven Drogen bei fehlender diagnostischer Klarheit und fragwürdiger Interessen von Erwachsenen und Geschäftemachern, ist dagegen schärfstens abzulehnen.

Wie das Kind sein soll: Vom Rohrstock zur Droge

Störende, eigensinnige oder allgemein unerwünschte Verhaltensweisen von Kindern und Jugendlichen haben schon immer, sei es in der Schule, in der Familie oder anderen gesellschaftlichen Institutionen, strafende Reaktionen erfahren. Die Liste der Disziplinierungs- und Aussonderungsmaßnahmen jener «schwarzen Pädagogik», mit der frühere Eltern- und Lehrergenerationen dem Eigensinn ihrer Kinder und Schüler begegneten, ist erschreckend lang.

Fortschritte in der Technologie erschlossen immer schon neue Mittel der Disziplinierung. So wurde bereits mit Hilfe der Dampfmaschine ein mechanisches Schlagstockgerät konstruiert (wie dies auf einem Stich vom Ende des 18. Jahrhunderts aus Paris zu sehen ist).

Aversions-Stimulator («Whistle stop aversion stimulator») heißt eine andere technische Errungenschaft dieser Art in den USA. Den Stimulationsempfänger, batteriebetrieben, Reichweite 40 bis 50 feet, trägt das Kind an Arm oder Bein. Per Fernbedienung erzeugt der «Pädagoge» einen Pfeifton. Gleichzeitig wird dem Kind ein Stromschlag versetzt. Mit Hilfe eines Zeitmessers ist es möglich, den Schock über einen bestimmten Zeitraum auszudehnen. Als Anwendungsbereiche werden von der Firma genannt: antisoziales und aggressives Verhalten, psychosomatische Probleme und selbstzerstörerisches Verhalten. Besondere Vorteile, so die Hersteller, hat der Stimulator dadurch, dass ihn auch Laien nach kurzem Training bedienen können, dass er drahtlos funktioniert und das Kind somit die Schocks mit dem unerwünschten Verhalten und *nicht* mit dem Pädagogen assoziiert.

Wie das Kind sein soll
Die Kinder in der Schule klein,
die sollen wie die Blumen sein,
wie Blumen gut, wie Blumen zart,
von sittiger und stiller Art.

Wie du nicht sein sollst:
Wie das Kätzchen so tückisch,
voll Trug und voll Schein.
Wie das Kätzchen so hintertückisch,
sollst du nicht sein.

Wie du sein sollst:
Wie das Täubchen zierlich,
verträglich und fein,
liebvoll und manierlich,
so sollst du sein.

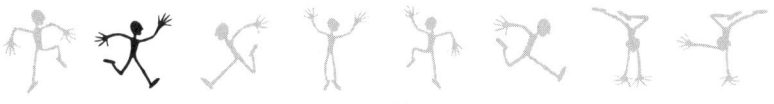

Wie du nicht sein sollst:
Wie das Wölflein gefräßig,
dem Schwächern zur Pein,
wie das Wölflein unmäßig,
sollst du nicht sein.

Wie du sein sollst:
Wie das Lämmchen geduldig,
genügsam und rein,
wie das Lämmchen unschuldig,
so sollst du sein.

(aus: Ein Bilderbuch für kleine Kinder, 1856)

Der erkennbare Wandel von Methoden physischer zu Formen psychischer Bestrafung ist nur die subtilere Form der Auseinandersetzung mit auffälligen Verhaltensweisen. Statt mit Schlägen zu bestrafen, auf Erbsen knien zu lassen, in dunkle Kammern einzusperren, einen Satz 150-mal abschreiben zu lassen etc., reagieren die Erwachsenen heute mit Liebesentzug, Ironie, Schuldzuweisung und Erniedrigung als Bestrafung auffälliger, unerwünschter Verhaltensweisen von Kindern und Jugendlichen.

Die pharmakologische Disziplinierung mit psychoaktiven Drogen und Medikamenten in unserer Zeit charakterisiert einen weiteren Wandel, den Wandel von der mechanischen zur chemischen Behandlung des Eigensinns von Kindern.

Bei J. Sulzer finden sich im Jahre 1748 folgende Zeilen:

«Der Gehorsam besteht darin, dass die Kinder 1. gern tun, was ihnen befohlen wird, 2. gern unterlassen, was man ihnen verbietet, und 3. mit den Verordnungen, die man ihrethalben macht, zufrieden sind.»

Heute klingt dies bei einem Münchner Kinderarzt, der unerwünschten Verhaltensweisen bei Kindern und Jugendlichen mit Psychopharmaka begegnen will, wie folgt:

«Das Kind wird ausgeglichener, umgänglicher, hilfsbereiter, weniger mür-
risch. Es packt freiwillig Dinge an, die getan werden müssen, seien es Hausaufgaben, seien es außerschulische Tätigkeiten. Es räumt plötzlich ohne
Verlangen sein Zimmer auf … Kurz: Das Medikament ermöglicht es dem
Kind, seine Impulse besser zu steuern, es kann besser und länger aufpassen,
es verhält sich im sozialen Bereich angemessener, und auch die Hyperaktivität wird etwas reduziert.»

Was Kinder zu erwarten haben, die sich gegen die Medikamenteneinnahme wehren, machen folgende Aussagen desselben Kinderarztes
deutlich:

«Sobald die Kinder derart reagieren, stelle ich ihnen anheim, die Dosis zunächst einmal zu reduzieren, und ich stelle ihnen in Aussicht, die Medikation im Erfolgsfall einzustellen. Sie sollen sich aber in der medikamentfreien
Zeit so benehmen, wie es das soziale Band der Familie von ihnen erwarten
könne. Falls sie das nicht schaffen, müsse man eben leider etwas mit Medikamenten nachhelfen. Gelegentlich ermuntere ich die Eltern, das Kind mit
der Drohung der erneuten Medizineinnahme unter Druck zu setzen.»

Diese Auszüge aus einem Merkblatt zur Behandlung hyperaktiver
Kinder mit Psychoanaleptika zeigen deutlich das Behandlungsziel:
die Anpassung des Kindes. Die Anpassung des Kindes an eine von
Erwachsenen definierte Normalität.

Was ist «ADHS»?

Es gibt Kinder, die Probleme beim Lesen, beim Schreiben oder Rechnen haben; es gibt Kinder, die starke aggressive oder autoaggressive
Verhaltensweisen zeigen; es gibt Kinder, die mit ihrem zappeligen
Verhalten oder ihrer notorischen Unruhe Eltern oder Lehrern den
letzten Nerv rauben; es gibt Kinder, deren Entwicklung den Eltern
Sorgen bereitet. Es gibt Kinder mit Kopf- und Bauchschmerzen, es
gibt Kinder, die bettnässen oder einkoten.

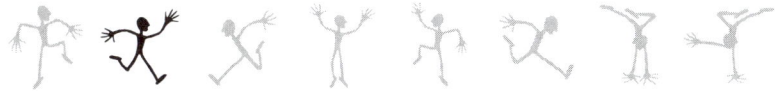

All dies gibt es in den verschiedensten Erscheinungsformen. Aber jene Krankheitsbilder, die uns Mediziner mit immer neuen Begrifflichkeiten anbieten, sind Konstruktionen, die ein Verstehen und Begleiten einer zum Problem gewordenen kindlichen Lebenswelt verhindern.

Die medizinische Behandlung sozialbedingter Auffälligkeiten im Kindes- und Jugendalter («aggressiv», «hyperaktiv», «unkonzentriert» etc.), die Anpassung auf Rezept, hat in Deutschland schon eine gewisse Tradition. Immer wieder werden von Medizinern für diese sozialbedingten Verhaltensauffälligkeiten neue Krankheitsbegriffe geschaffen, die die Legitimation für Medikamentenverordnungen, i. b. für das Ritalin schaffen.

In den 70er und 80er Jahren war dies das «Hyperkinetische Syndrom» (HKS) oder die «Minimale Cerebrale Dysfunktion» (MCD). In den 90er Jahren setzten sich, wiederum als US-Import, neue Modebegriffe mehr und mehr durch: «Aufmerksamkeits-Defizit-Syndrom» (ADS) – mit und ohne Hyperaktivität – bzw. «Aufmerksamkeits-Defizit-Hyperaktivitäts-Syndrom» (ADHS).

Diesen als Krankheit definierten Verhaltensweisen soll eine Stoffwechselstörung zugrunde liegen. Abweichungen im Neurotransmitterbereich erlauben jedoch keine entstehungsgeschichtlichen und krankheitsgeschichtlichen Schlussfolgerungen, solange nicht die Ursache im biochemischen Bereich bewiesen ist. Ein solcher Beweis fehlt bisher für das Aufmerksamkeits-Defizit-Syndrom. All jene Wirklichkeiten, die uns die verschiedensten medizinischen Etiketten wie «HKS», «MDC» oder «ADS» u. a. suggerieren wollen, gibt es nicht. Selbst von medizinischer Seite lassen sich diese Konstruktionen als einheitliches Krankheitsbild nicht aufrechterhalten. Sie sind medizinische Konstruktionen, die den Zugang zu den eigentlichen, je individuellen Reaktionen einer für Kinder und Jugendliche zum Problem gewordenen Lebenswelt versperren. Soziale Probleme lassen sich nicht mit Arzneimitteln lösen, und Ärzte sind für derartige Lösungen weder kompetent noch zuständig.

ADHS-Diagnoseschlüssel

Die Zeitschrift Geo-Wissen hat sich in ihrer Ausgabe 1/1999 mit unserem Thema befasst.

Sie verwies darauf, dass es «von der individuellen Toleranz der Mitmenschen abhängt», ob und inwieweit die «Störung» ADHS tatsächlich als störend empfunden wird, und meinte: «Insofern muss jeder Versuch, diesem Verhalten im heiklen Grenzbereich zwischen ‹normal› und ‹unnormal› ein normierendes Krankheitsbild zuzuordnen, Kritik auf sich ziehen.»

Dennoch gibt sie den Kriterienkatalog wieder, den die «American Psychiatric Association» 1994 vorgeschlagen hat. Geo-Wissen verweist darauf, dass dieser Diagnoseschlüssel «zwar eine breite Deutungsspanne umfasst, die Diagnose von ADHS jedoch erleichtern soll».

Danach müssen für einen ADHS-Befund mindestens sechs der unten aufgeführten sieben Symptome für *Unaufmerksamkeit* oder mindestens sechs der acht Symptome für *Hyperaktivität/Impulsivität* auftreten, und zwar mindestens ein halbes Jahr lang in einem Ausmaß, das mit dem Altersniveau des Kindes unvereinbar ist.

Mehrere dieser Anzeichen sollten schon vor dem siebten Lebensjahr und in mindestens zwei Lebensbereichen (Schule, Familie, Sportverein etc.) bemerkbar gewesen sein. Einige sollten so stark ausgeprägt sein, dass sie zur Verschlechterung der sozialen Beziehungen oder der Leistung geführt haben. Keines der Symptome sollte die Folge einer anderen Krankheit sein.

Als Zeichen für **Unaufmerksamkeit** gelten nach diesem Kriterienkatalog der «American Psychiatric Association»:

- die Unfähigkeit, Details zu beachten; Flüchtigkeitsfehler bei Hausaufgaben und anderen Tätigkeiten;

- der Mangel an Durchhaltevermögen bei der Ausübung von Pflichten oder im Spiel; die Unfähigkeit zuzuhören; die Unfähigkeit, sich an Instruktionen zu halten oder Aufgaben bis zum Ende auszuführen;
- Schwierigkeiten beim Organisieren von Aktivitäten;
- Vermeidung lästiger Pflichten oder Aufgaben, die anhaltende geistige Anstrengung erfordern;
- das häufige Verlieren von Spielsachen oder Dingen, die zur Wahrnehmung bestimmter Aufgaben notwendig sind (Schreibstifte, Bücher, Werkzeug etc.);
- leichte Ablenkbarkeit durch Impulse von außen;
- das Vergessen von Aktivitäten, die nur ein paar Stunden zurückliegen.

Als Zeichen für **Hyperaktivität / Impulsivität** gelten nach diesem Kriterienkatalog der «American Psychiatric Association»:
- Fuchteln und Zappeln mit Händen und Füßen oder ständiges Sich-Winden beim Sitzen;
- Verlassen des Platzes im Unterricht oder bei anderen Gelegenheiten, wenn ruhiges Sitzen erwartet wird;
- exzessives Herumrennen oder Klettern in unangebrachten Situationen;
- Schwierigkeiten, sich an ruhigen Aktivitäten zu beteiligen;
- Handeln wie «vom Motor angetrieben»; exzessives Reden;
- Herausposaunen einer Antwort, bevor die Frage vollendet ist;
- Schwierigkeiten, zu warten, «bis man dran ist»;
- Unterbrechen von Gesprächen oder aufdringliches Verhalten.

Wann ein Kind als «hyperaktiv» oder «verhaltensgestört» gilt, kann allgemein gültig nicht erklärt werden. Es fehlen eindeutige diagnostische Kriterien, wobei die genannten Kategorien für auffälliges Verhalten von überstarkem Bewegungsdrang, Ruhelosigkeit, erhöhter Aggressivität, Träumen, Schwätzen, Schmollen, Dazwischenrufen, Petzen über geringe Konzentrationsfähigkeit, gibt sich beim Lernen keine Mühe, absichtlichem Ungehorsam bis hin zu erhöhter psychischer Labilität, Tics, Einnässen, starken Angstzuständen und Depressionen reichen. Die Verwischung der Grenzen von Lernstörungen, Entwicklungsstörungen, Erziehungsschwierigkeiten, situationsbedingten, leichten Verhaltensabweichungen auf der einen und schweren, verfestigten Verhaltensstörungen, psychogenen oder organischen Erkrankungen auf der anderen Seite wiegt dabei besonders schwer. Darüber hinaus kann die kindliche Verhaltensauffälligkeit zu einer Restkategorie für alles und jedes werden.

Die Diagnose des Arztes beruht zum größten Teil auf Angaben von Lehrern und Eltern, obwohl bezweifelt wird, dass Lehrer und Eltern die Aufgabe einer dem Kind gerechten Diagnose erfüllen können. Unklarheit herrscht ferner über die zur Erstellung der Diagnose notwendige Anzahl von Befunden und deren Ausprägungsgrad.[4]

Allzu schnell werden verschiedene Symptome auf die Diagnose «Kindliche Verhaltensstörung», «Minimale Cerebrale Dysfunktion» (MCD), «Hyperkinetisches Syndrom» (HKS) oder «Aufmerksamkeits-Defizit-Hyperaktivitäts-Syndrom» (ADHS) reduziert. In der Folge wird die «organische Erkrankung» allzu oft mit Psychopharmaka behandelt.

«Es fing so harmlos an»

Wenn Eltern ihren auffälligen Kindern Medikamente geben, äußern sie immer wieder Ängste und Zweifel, ob denn das Medikament nicht eine Abhängigkeit bei ihrem Kind erzeugen werde. Diese Unsicherheit wird auch von den Ärzten, die ihnen die Medikamente verschreiben, nicht aufgehoben. Im Gegenteil verweisen Mediziner oft auf den angeblich «einzigen Fall in der medizinischen Literatur», in dem eine Psychopharmakaverordnung zur Abhängigkeit geführt habe.

Mitarbeiter aus Suchtkliniken und Drogenberatungsstellen berichten dagegen, dass die Behandlung mit Medikamenten im Kindes- und Jugendalter offenbar zu Medikamentenabhängigkeit führen könne. Es lässt sich nach deren Berichten belegen, dass mit der Medi-

---

4 Auch eine moderne Technik zur Diagnose von «Verhaltensstörungen» mithilfe von Videoanalysen der kindlichen Verhaltensweisen unter Laborbedingungen kann der Komplexität der Lebensbedingungen nicht gerecht werden.

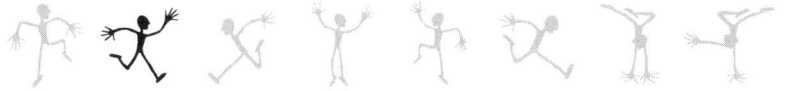

kation bei Schul- oder anderen Problemen den Kindern und Jugendlichen eine Problemlösungsstrategie angetragen wird, die sie verinnerlichen und mit in ihr weiteres Leben nehmen werden: «Bei Problemen nehme ich Medikamente.» Aufgrund dessen verlieren sich die Kenntnisse von alternativem Gesundheitswissen. Bei einer Befragung von Hauptschülern konnte kaum einer eine Alternative zur Pille bei Kopfschmerzen angeben. So werden (medikamentfreie) Handlungsmöglichkeiten und -strategien im Umgang mit Konfliktsituationen verlernt.

Diese Zusammenhänge stellte eine Sendung des ZDF deutlich heraus. Ulrike B., 31 Jahre alt, begann bereits mit vierzehn Jahren Tabletten zu nehmen, die sie von ihrem Hausarzt wegen Schulleistungsproblemen verschrieben bekam. «Meine erste große Liebe waren die Tabletten», sagt sie heute rückblickend. Ihre Überforderung in der Schule führte dazu, dass sie sich verkrampfte, unter ständiger Angespanntheit und Angst litt, starke Konzentrationsstörungen zeigte und ihre Leistungen immer geringer wurden. «Ich kam einfach nicht mehr mit.» Die Eltern wandten sich an den Hausarzt. Dieser verschrieb ihr Medikamente: Aufputschmittel für den Tag und Schlafmittel für die Nacht. Ulrike B. nahm sie regelmäßig ein, denn «es war ja eine ärztliche Verordnung». In der Folge trat eine kurzfristige Besserung ein. Doch als die Schulprobleme sich wieder stärker einstellten, begann Ulrike die vom Arzt verschriebene Dosis selbständig zu erhöhen. Doch auch das durch die Tabletten bewirkte «Highgefühl» konnte nicht verhindern, dass Ulrike immer größere Probleme in der Schule bekam. Sie musste nun öfter den Hausarzt aufsuchen, um sich die notwendige Tablettenration zu besorgen. An ihrem achtzehnten Geburtstag fiel sie durch das Abitur und verließ danach das Elternhaus.

Ulrike ging in eine andere Stadt und lernte dort einen Medizinstudenten kennen. Der Neubeginn an der Fachhochschule war mit vielen Unsicherheiten und Ängsten durchsetzt: eine völlig andere Umgebung, andere Leute und Situationen. Um ihre Kontaktschwierigkeiten nach außen hin nicht offenkundig werden zu lassen, begann Ulrike Valium zu schlucken. Durch ihren Freund, der ihr schachtelweise Probierpackungen besorgen konnte, musste sie nicht einmal mehr den Hausarzt aufsuchen. In dieser Zeit, so sagt sie, setzte der Kontrollverlust ein. «Ich nahm alles, was ich kriegen konnte.» Nach einem Verdacht auf Suizid wurde sie in ein Krankenhaus eingeliefert.

Während der Tablettenpausen und nach den Krankenhausaufenthalten fühlte sich Ulrike ängstlich, unsicher, sie schwitzte und zitterte. Sie fühlte sich dem Leben ohne Tabletten nicht gewachsen. Nach einem erneuten Wechsel an einen anderen Ort, an dem sie ein Praktikum absolvieren wollte, begann sie Alkohol zu trinken, um «locker drauf zu sein». Um jedoch den erhöhten Alkoholmissbrauch zu verschleiern, setzte sie wiederum Tabletten ein. Zu dieser Zeit schluckte sie alles, «was ich nur kriegen konnte»: Alkohol, freiverkäufliche Schlafmittel, Schmerzmittel, vom Arzt verordnet etc. Die Psychopharmaka, die sie während dieser Zeit einnahm, erhielt sie von einem Internisten. Seine Diagnose lautete: «Vegetative Dystonie.» (Ein bei Medizinern beliebtes Etikett, wenn sie keine genauen Angaben über die Ursachen für eine bestimmte psychische Problemsituation machen können.)

Die Weltgesundheitsorganisation (WHO) definierte 1964 «Drogenabhängigkeit» als einen Zustand psychischer und physischer Abhängigkeit von einem Stoff mit zentral nervöser Wirkung, der zeitweise oder fortgesetzt eingenommen wird. Psychische Abhängigkeit besteht dann, wenn sich ein unbezwingbares Gefühl entwickelt hat, Medikamente erhalten und beschaffen zu müssen. Dieses unbezwingbare Gefühl fördert auf einer unteren psychischen Ebene die medikamentöse Therapie. So lernen Kinder und Jugendliche unangenehme Gefühle in bestimmten Situationen über den Konsum von Tabletten zu vermeiden. Es besteht die große Gefahr, dass Psychopharmaka, bei Schul- und Erziehungsproblemen verabreicht, als Einstiegsdroge wirken können.

Viele Drogen- und Medikamentenabhängige berichten, dass ihre «Drogenkarriere» mit der Einnahme von Tabletten begann.

Die Zahl von 1,5 Millionen Medikamentenabhängigen in unserer Gesellschaft (Deutsche Hauptstelle gegen die Suchtgefahren) mit steigender Tendenz spricht für sich. Sieht man die wachsende Bereit-

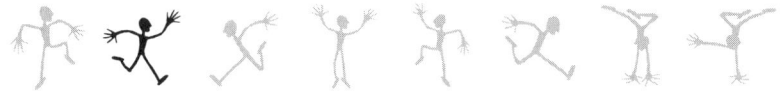

schaft medikamentöser Behandlung auffälliger Verhaltensweisen von Kindern und Jugendlichen im Zusammenhang mit dem allgemeinen Medikamentenkonsum in unserer Gesellschaft, so wird die hohe Zahl der Medikamentenabhängigen verständlich.

Auf der anderen Seite habe ich mich in den letzten Jahren immer öfter gefragt, warum Kinder, die früher «nur» als störend, zappelig, aufsässig bezeichnet wurden (wir erinnern uns alle an das berühmte Buch des Frankfurter Nervenarztes Hoffmann, den «Struwwelpeter»), heute mit medizinischen Begriffen wie «Minimale Cerebrale Dysfunktion», «Hyperkinetisches Syndrom» oder «Aufmerksamkeits-Defizit-Syndrom» belegt werden?

Ich habe versucht, dieser Frage nachzugehen.

Kapitel 3 ✕⸙ Die chemische Rute der Pharmaindustrie

Die Medikation auffälliger Verhaltensweisen von Kindern und Jugendlichen mit psychoaktiven Drogen ist ein Importschlager aus den USA.

Mitte der fünfziger Jahre wurde dort Ritalin synthetisiert und 1961 für die Behandlung von Kindern und Jugendlichen freigegeben. Dem öffentlichen Druck, den Gebrauch von Psychopharmaka bei Verhaltens- und Lernproblemen im Kindesalter zu rechtfertigen, wurde Genüge getan: Die **Hyperkinese** wurde entdeckt. Das heißt, die Behandlung bestimmter kindlicher Verhaltensformen wurde in den USA begleitet von einem eklatanten, von Wissenschaftlern und Ärzten vollzogenen Begriffswandel. Ein zunächst eng begrenztes Krankheitsbild wurde immer weiter ausgedehnt, und damit konnten mehr kindliche Verhaltensweisen durch diese neue klinische Kategorie erfasst werden. Strauss und Werner prägten 1941 den Begriff «Minimale Brain Damage» (Minimaler Hirnschaden) für eine Gruppe von Kindern mit übermäßiger motorischer Unruhe, bei denen sie einen Hirnschaden vermuteten. Da es in den folgenden Jahrzehnten jedoch nicht möglich war, dieses wissenschaftlich zu untermauern und die vorhandene allgemeine Verwirrung über Symptome und Geschichte dieses Krankheitsbildes zu beseitigen, wurde der Begriff «Minimaler Hirnschaden» 1963 von einer besonderen Abteilung der amerikanischen Gesundheitsbehörde durch die weitergreifende Kategorie «Minimal Brain Dysfunction» (Minimale Cerebrale Dysfunktion) ersetzt. Da es nicht möglich war, ein genaues Krankheitsbild für diese kindliche «Verhaltensstörung» zu benennen, wurde der Begriff Syndrom gewählt, wobei jedoch nie eine genaue Aussage über Art und Häufigkeit der Symptome gemacht wurde. Damit konnte man verschiedene Personen und Berufsgruppen mit verschiedenen Verhaltensauffälligkeiten unter einer klinischen Kategorie zusammenfassen, die wiederum die expandierende Behandlung mit psychoaktiven Drogen ermöglichte.

Betrifft: MCD (Minimale Cerebrale Dysfunktion)

In der öffentlichen Diskussion, aber auch auf Elternabenden, wird immer wieder versucht, Argumente danach zu bewerten, ob sie von Medizinern oder medizinischen Laien stammen. Dies gilt insbesondere für die Diskussion über die «Minimale Cerebrale Dysfunktion» (MCD). Unter dem Titel «Minimale Cerebrale Dysfunktion – Leerformel oder Syndrom?» haben zwei Mannheimer Mediziner das Problem MCD untersucht. Günther Esser und Martin Schmidt kommen zu folgenden Schlüssen:

- MCD wird als «Syndrom» bezeichnet. Syndrome sind Gruppen von Krankheitszeichen, die in einer immer wieder typischen Kombination gemeinsam auftreten. Esser und Schmidt stellten fest, dass die Auffälligkeiten des MCD-Syndroms *nicht* regelmäßig gemeinsam auftreten. Es scheint also keinen bedeutsamen Zusammenhang zwischen den einzelnen «Krankheitszeichen» zu geben.

- Es konnten keine Zusammenhänge zwischen Problemen vor und während der Geburt eines Kindes und späterer MCD entdeckt werden, wie dies sonst in der medizinischen Literatur oft behauptet wird. Damit entfällt einer der wichtigsten Gründe, warum MCD überhaupt auftritt.

- Dass die Gründe für MCD nicht vor oder während der Geburt zu suchen sind, mag ein weiteres Ergebnis der Untersuchung beweisen: Nur noch die Hälfte der Kinder, die mit acht Jahren als krank im Sinne von MCD bezeichnet werden konnten, waren dies noch mit dreizehn Jahren. Aber sehr viele Kinder waren mit dreizehn Jahren «neu erkrankt».

- Kinder mit MCD-Symptomen haben zwar ein höheres Risiko, auch psychiatrisch auffällig zu werden (39 %) als andere Kinder (18 %), der Prozentsatz liegt jedoch unter den zu erwartenden und sonst in der Literatur verbreiteten Zahlen.

- Da nach Esser und Schmidt bei weniger als einem Prozent aller Kinder mit einer «echten MCD» zu rechnen ist, empfehlen sie, vorsichtig mit einer solchen Diagnose zu sein und die Verantwortlichkeit von Eltern und Umwelt für die Entstehung von «Verhaltensstörungen» stärker zu beachten. Selbst bei Kindern, die wegen Verhaltensauffälligkeiten Psychiatern vorgestellt wurden, zeigte sich bei nur etwa einem Prozent die Diagnose MCD als berechtigt.

> Diese Untersuchung legt nahe, Abschied zu nehmen von einer beque-
> men, wohl aber für einen Großteil von auffälligen Kindern nicht zutref-
> fenden medizinischen Ursache für Verhaltensauffälligkeiten.

Den multinationalen Pharmakonzernen gelang es in kürzester Zeit, die «Minimale Cerebrale Dysfunktion»(MCD) als eine allgemein anerkannte Kategorie zu festigen. Mit großem Aufwand wurden verkaufsorientierte Informationen in ärztlichen Praxen verteilt, die den Arzt drängten, Kinder als «hyperaktiv» zu diagnostizieren und mit den angebotenen Medikamenten zu behandeln. Diese Informationen waren vereinfachend und übersichtlich aufgemacht, sodass der Arzt ohne große Mühe die gewünschte Diagnose und Therapie erstellen konnte. Ein Teil der Werbung zielte parallel dazu direkt auf die Schule, sodass sehr schnell Eltern und Lehrer Kenntnisse über die Diagnose der «Minimalen Cerebralen Dysfunktion» erhielten und entsprechende Erwartungen an die Medikamententherapie stellten. Durch die Förderung interessengeleiteter Forschung und einer entsprechenden Interessenvertretung in den verschiedenen fachlichen und politischen Gremien blieben die Pharmakonzerne am Ball. Und so waren es die medizinischen Institutionen, die über die Beschreibung eines neuen Krankheitsbildes, die Entdeckung der Hyperkinese, der Pharmaindustrie den Weg zu einem neuen Markt eröffneten.

BRD – ein Markt wird erschlossen

In der Bundesrepublik Deutschland verlief die Entwicklung ähnlich. Mit einer Verzögerung von zehn Jahren wurde hier mit Beginn der siebziger Jahre die kindliche «Verhaltensstörung» zum zentralen Thema von Pädiatrie und Kinder- und Jugendpsychiatrie. Dies belegen die ansteigenden Zahlen von wissenschaftlichen Publikationen über diesen Bereich in der Zeit. Auch in Deutschland wurde nun ein «Krankheitsbild» für eine kindliche Verhaltensform durch einen eklatanten Begriffswandel geschaffen: Ein zunächst begrenztes

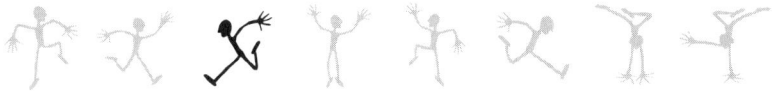

Krankheitsbild wurde ausgedehnt und erfasste damit immer mehr kindliche Verhaltensweisen als behandlungsbedürftig. Dies gilt sowohl für die Übernahme der Vorstellungen, die sich mit den Kürzeln «MCD», «HKS» oder «ADS» verbinden, bis zur Aneignung des Begriffs «Verhaltensstörung», der aufgrund seines unpräzisen Charakters die größte Ausweitung der medizinischen Diagnose ermöglichte. Neben der Anwendung höchst fraglicher diagnostischer Methoden wurden, wie schon in den USA, die spezifischen gesellschaftlichen Entstehungsbedingungen der kindlichen Auffälligkeit weitgehend ausgeklammert.

Damit war auch in Deutschland der Boden bereitet, um auffällige kindliche Verhaltensweisen mit psychoaktiven Drogen zu behandeln. Mit Beginn der siebziger Jahre setzte parallel dazu eine intensive Werbekampagne für Psychopharmaka ein, die erst durch das Betäubungsmittelgesetz aus dem Jahre 1978 reduziert wurde. Obwohl in den achtziger Jahren eine differenzierte Auseinandersetzung von führenden Medizinern mit der Behandlung kindlicher Auffälligkeit durch psychoaktive Drogen einsetzte, belegt die zu Beginn unseres Buches beschriebene Verschreibungspraxis von Allgemeinmedizinern, Kinderärzten und Nervenärzten, dass die Melodie dieses letzten Hits aus den USA in den Ohren vieler Ärzte noch nicht verklungen ist.

Die Helfershelfer der Pharmaindustrie

Es lässt sich eine Vielzahl von Helfershelfern der Pharmaindustrie benennen, die durch ihr Zusammenspiel eine große Kraft entfaltet. Da sind zunächst die Wissenschaftler und wissenschaftlichen Institute, die mit immer neuen Krankheitsbegriffen *Prestige* gewinnen wollen. Medien aller Art greifen diese ungesicherten Konstruktionen immer wieder gerne auf und sind an gewinnträchtigen, das Leid der Betroffenen missachtenden, Familiengeschichten interessiert. Doch auch Eltern, Lehrer, Ärzte und viele andere müssen als Helfershelfer der Pharmaindustrie angesehen werden.

«Hyperaktivität» oder andere auffällige Reaktionen von Kindern und Jugendlichen werden von Eltern in der Regel selbst als krankhaft «erkannt» und dem Arzt vorgestellt. Für viele Eltern scheint dies die einzige Chance zu sein, mit ihrem «schwierigen Schicksal» fertig zu werden. Sie brauchen sich mit dem Problem ihres Kindes nicht intensiv auseinander zu setzen.

Die Definition des Problemkindes als «krank» befreit die Eltern von der Verantwortung, die Ursache der auffälligen Verhaltensweise auch im eigenen Verhalten, in der Familienkonstellation oder in der Umwelt zu suchen. Die Krankheit des Kindes wird als Ursache der gestörten Situation festgeschrieben, die Verantwortung dafür an den Arzt delegiert und gegebenenfalls das eigene schlechte Gewissen beruhigt. Somit besitzt die Tablette eine enorme *Entlastungsfunktion* für die Eltern und erklärt deren hohes Interesse an der medikamentösen Therapie auffälligen Verhaltens.

Darüber hinaus: Wenn Eltern stark an der schulischen Karriere und den weiteren Berufschancen ihrer Kinder interessiert sind, vermitteln sie diesen Druck oft den Kindern, ohne auf die Bedürfnisse, Interessen und Möglichkeiten des Kindes zu achten. Nach den oft unerträglichen Hausarbeiten der Kinder und kostspieligem Nachhilfeunterricht bedeutet die medikamentöse Therapie auffälliger Verhaltensweisen und schulischer Leistungsstörungen für die Eltern eine willkommene Hilfe. Bei diesen Eltern kommt kaum das Gefühl auf, falsch gehandelt zu haben, da sie selbst mit der Pille die Steigerung und Regeneration ihrer Arbeitskraft sichern.

Für die Gruppe der Lehrer gilt, dass sich viele von ihnen zunächst als Fachwissenschaftler und erst sehr viel später als Pädagogen verstehen. Bei Problemen mit schwierigen Schülern, auf die die Lehrer während ihrer Ausbildung nicht hinreichend vorbereitet wurden, fühlen sie sich überfordert. Sie sind geneigt, die «abgestempelten» Schüler in andere Bereiche (Sonderschulen) abzuschieben oder an andere Autoritäten (Ärzte, Beratungsstellen) abzutreten. Die medikamentöse Behandlung trägt zu einer raschen Entlastung von Konflikten im Schulunterricht bei.

Die Ursachen für Schul- und Unterrichtskonflikte werden allein

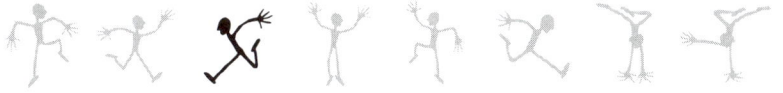

beim Schüler gesucht. Es wird verhindert, dass wichtige Stör-momente erkannt werden. Diese können in der Person des Lehrers, in der Lehrer-Schüler-Interaktion, in den allgemeinen schulischen Bedingungen (Schulbau, Schulklima), in der Schulorganisation, in der Schulhierarchie oder in der allgemeinen Schul- und Bildungspo-litik liegen. Dabei treten Lehrer allzu oft von sich aus ihre Entschei-dungs- und Handlungskompetenz an die medizinischen Autoritäten ab. Der Entlastungswunsch des Lehrers ist unter den gegebenen schulischen und gesellschaftlichen Bedingungen durchaus verständ-lich, dennoch trägt er zu einer Verschleierung schulischer und gesell-schaftlicher Missstände bei.

Ähnliches gilt für die Ärzte. Sie werden verstärkt mit sozialen Themen konfrontiert, für die sie nicht kompetent sind.

Die Ausbildung der Ärzte ist immer noch einseitig körperorien-tiert, und über die Entlastung mittels einer zeitsparenden medi-kamentösen Therapie können sie auch noch finanzielle Vorteile er-langen. Besonders die Allgemeinmediziner verfügen nicht über die Zeit, die vielen, oft widersprüchlichen Veröffentlichungen über auf-fällige kindliche Verhaltensweisen aufzuarbeiten. Sie beschränken sich dabei in der Regel auf die verkaufsorientierten Informationen der pharmazeutischen Industrie. Die hohe Arbeitsbelastung in der Praxis, maximal «fünf Minuten pro Patient», verhindert eine an der Person und seiner Lebenswelt orientierte Problemanalyse und zu-gleich **Fragen nach einer dem jeweiligen Kind gemäßen** Behandlung.

«Erst bringen uns die Erwachsenen das Sprechen bei, und dann reden sie nicht mehr mit uns.» An diesen Satz musste ich denken, als ich damit begann, eine Antwort auf die Frage zu suchen, warum Psychologen, Lehrer, Ärzte, Erzieher und Eltern zu Helfershelfern der Pharmaindustrie werden, warum medizinische Konstrukte einen sol-chen Einfluss gewinnen können.

Ich denke an die Veränderung des allgemeinen Klimas in unserer Gesellschaft: an die Zunahme von Leistungsdruck und Konkurrenz bei der Arbeit, an menschenfeindliche Wohn- und Verkehrsverhält-nisse, anonyme Organisations- und Verwaltungsstrukturen, Entpersonalisierung der menschlichen Umgangsformen, Konsum- und Leistungsorientierung auch in Freizeit und Sexualität. Dies bedeutet, dass grundlegende Bedürfnisse der Menschen nicht befriedigt und eine persönliche Lebensweise erschwert oder verhindert werden. Viele Menschen leiden unter dem Gefühl von Sinnlosigkeit, Verlust von Zeit, Geborgenheit und Gesprächspartnern.

Zur Bewältigung fast jeder dieser Situationen hält die pharmazeutische Industrie Tabletten bereit: gegen Stress, gegen Angst, Unruhe, Schlaflosigkeit, sogar gegen «schlechte Laune» und «enge Wohnverhältnisse» (so die Werbung der Pharmaindustrie).

Vor uns liegt folgendes Bild: Immer größere Teile der Bevölkerung leben mit der Tablette. Sie nutzen sie zur Konfliktbewältigung und zur Sicherung der Konkurrenzfähigkeit. Das Modell findet Anklang: Für viele Kinder ist es selbstverständlich geworden, dass ihre Mütter ständig mehrere verschiedene Tablettensorten mit sich tragen, dass ihre Väter nach dem Alkoholgenuss Tabletten benötigen, dass Erwachsene mit der Tablette ihre Arbeitskraft zu sichern suchen. Kindern solcher Familien werden dann oft auch von den ersten Lebensjahren an bei den kleinsten körperlichen oder seelischen Unpässlichkeiten Medikamente offeriert. **So entspricht letztlich die Medikation der Kinder bei Schul- und Erziehungsproblemen einer allgemeinen Einstellung zum Medikamentenkonsum.**

«Wissen Sie eigentlich, wie schwer es ist, jemanden zu finden, der Alternativen für ein Leben ohne Pille gibt? Nur Absagen, Unverständnis und sogar Angriffe. Die Pille ist es nun einmal, alle schwören darauf», sagte eine betroffene Mutter.

Eine Grundschullehrerin schrieb mir: «Wissen Sie, wenn ich nur einen dieser Zappelphilippe in meiner Klasse hätte, wäre dies kein Problem. Aber ich habe fünf schwierige Kinder in meiner Klasse, die meine besondere Aufmerksamkeit erfordern. Ich muss aber allen Kindern meiner Klasse gerecht werden, und darüber hinaus erwartet der größte Teil der Eltern von mir, dass ich ihre Kinder für das Gymnasium fit mache. Sagen Sie mir doch bitte einmal, wie ich dies alles machen soll?»

Die betroffenen Eltern und Familienangehörigen, aber auch Lehrer und Erzieher werden mit ihren Ängsten, Zweifeln und Selbstvorwürfen, mit all den unzähligen Widrigkeiten des Alltags und den negativen Reaktionen der Umwelt allein gelassen.

In dem Buch «Aifos heißt Sofia – Leben mit einem besonderen Kind» erzählt eine Mutter von ihrer Tochter, bei der eine so genannte «MCD» (Minimale Cerebrale Dysfunktion) diagnostiziert wurde: «Die Diagnose ist vor allem für mich eine große Erleichterung. Also habe nicht ich Sofias Probleme provoziert, indem ich sie ständig beobachtet, kritisiert und mit anderen verglichen habe; nicht meine Unfähigkeit als Mutter und Erzieherin verursachte ihr abweichendes Verhalten, ihren Jähzorn, ihre Launenhaftigkeit, ihre Konzentrationsschwierigkeiten und ihre Probleme, Großes von Kleinem, weit Entferntes von Nahem, Vordergrund vom Hintergrund und Wichtiges von Unwichtigem zu unterscheiden. Es gibt eine Ursache, die man vorweisen, anfordern und aus einem EEG ablesen kann. Und niemand ist dran schuld. Wir Eltern konnten uns nicht einig werden, ihre damalige Klassenlehrerin war der Ansicht, ein weiteres Jahr in derselben Klasse würde ihr nicht weiterhelfen; die Psychologin war für die Sonderschule, der Psychiater war unentschieden.»

Ähnlich hilflos sind auch Sozialarbeiter, Kinderärzte und ihre Kollegen aus der Kinder- und Jugendpsychiatrie. Rat suchende Eltern eines verhaltensauffälligen Kindes fühlen sich in ein Labyrinth versetzt, in einen Irrgarten der psychosozialen Hilfe. Außer Sozialamt, Gesundheitsamt, Jugendamt, Allgemeinem Sozialdienst und Schulamt steht den Eltern eine Vielzahl von psychologischen Beratungsstellen unterschiedlicher Träger zur Verfügung: Diakonisches Werk, Caritas, Rotes Kreuz, Deutscher Paritätischer Wohlfahrtsverband, Arbeiterwohlfahrt, städtische Einrichtungen sowie freie psychologische Praxen. Diese unglaubliche Parzellierung der möglichen Hilfsangebote führt u. a. dazu, dass gezielte Hilfe in wenigen Fällen gelingen kann.

Einig sind sich viele Berufspraktiker, dass im psychosozialen Bereich zu viel diagnostiziert wird, zu häufig zu viele Instanzen an einem Fall beteiligt sind, zu viel weitervermittelt wird, zu häufig Fälle auf eine Art bearbeitet werden, dass sie der nächsten Instanz zugeschoben werden können, zu viele Probleme aufgrund der Arbeitsbedingungen und der Möglichkeiten der Mitarbeiter nicht bearbeitbar und die Ansprüche, die an sie herangetragen werden, durch psychosoziale Arbeit überhaupt nicht zu erfüllen sind.

Der Leidensweg einer Familie

Als unser Sohn dreieinhalb Jahre alt war, brachte ich ihn erstmals in den Kindergarten. Da er ein Einzelkind ist, hielten wir das für besonders angebracht. Außerdem fiel uns auf, dass er eine große Ängstlichkeit zeigte, wenn andere Kinder mit ihm spielen wollten.

Er war ein fröhliches und zugängliches Kind, das gleich Kontakt suchte, aber bald mussten wir feststellen, wo seine Schwächen lagen: Gleichgewichtsstörungen riefen «Ängste auf dem Spielplatz» hervor. Wenn die Kinder nach draußen stürmten, hatte er Angst, die Schwelle zu überschreiten. Er fand den Lärm im Gruppenraum unerträglich und konnte nicht auf dem Stuhl sitzen und sich auf ein Spiel oder eine Arbeit konzentrieren. Er lernte nicht, sich die Schuhbänder zu binden und sich ordentlich anzuziehen. Das alles ließ darauf schließen, dass er in der Grundschule Schwierigkeiten haben würde.

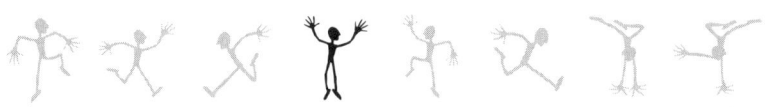

Wir baten eine uns bekannte Sozialpädagogin, sich öfter mit ihm zu beschäftigen. Aber auch sie brachte es nicht fertig, dass sich seine feinmotorischen Schwächen besserten, die Unruhe dabei wurde immer größer. Der behandelnde Kinderarzt fand nichts Auffälliges an unserem Sohn, und auch nach Konsultation einer Kinderpsychologin sollten wir die Einschulung abwarten, er sei ein ganz normales Kind, vielleicht ein Jahr in der Entwicklung zurück.

Darauf wechselten wir den Kinderarzt, und dieser nun war ganz entsetzt, dass bisher nichts geschehen war, nicht einmal die erwähnte Gleichgewichtsstörung war erkannt worden. Auf sein Anraten nahmen wir unseren Sohn aus dem Regelkindergarten und gaben ihn ein halbes Jahr vor der Einschulung in den Sonderkindergarten der Lebenshilfe. Der Aufenthalt dort war sehr gut für ihn. Die Ruhe und die individuelle Betreuung (vier Kinder in einer Gruppe) merkte man ihm schon nach kurzer Zeit an. Aber leider reichte das halbe Jahr nicht aus, ihn schulreif zu fördern. Wir wussten, dass es in der Grundschule nicht gut gehen würde, und bemühten uns um einen Platz in der Rudolf-Steiner-Schule, aber nach dem kleinen Test erkannte man seine Schwächen und sagte uns, dass man ihn bei einer Klassenstärke von 40 Kindern nicht fördern könne, allenfalls in einer C-Klasse mit Sonderschulstatus. Aber man war der Auffassung, dass er in die Klasse nicht hineingehöre.

Der Schulpsychologe riet uns, dass wir uns um einen Platz in der Christopherus-Schule in Bochum bemühen sollten. Als wir nach Anmeldung in der Schule erschienen, bekamen wir einen großen Schreck, da wir nicht wussten, dass dies eine Schule für schwer geistig behinderte Kinder ist. Nach einem kurzen Test wurden wir gefragt, warum wir denn mit unserem Sohn dort seien, er wäre doch nicht geistig behindert. Nun baten wir einen befreundeten Sonderschullehrer um Hilfe, der unseren Sohn schon von klein an kannte. Dieser gab uns den Rat, den Antrag auf Rückstellung von der Schulpflicht zurückzunehmen und ihn einfach einschulen und alles seinen Lauf nehmen zu lassen. Daraufhin wurde unser Sohn nun eingeschult – und ein großer Leidensweg für das Kind begann.

Nach etwa sechs Wochen erklärte die Lehrerin, dass sie seine große Unruhe nicht ertragen könne, außerdem reichte die Leistung nicht aus, er konnte nicht schreiben, basteln und werken. Das Lesen hatte er sich selbst beigebracht, das ging fließend. Ich sah die Schwierigkeiten ein und nahm ihn gleich mit nach Hause. Von nun an ging er in den Schulkindergarten, in dem er sich wohl fühlte, aber er wurde nicht gefordert, weil man ihm nichts zutraute. Daraufhin begann ich mit ihm zu arbeiten; nicht viel, aber regelmäßig und mit viel Geduld und, da der Sommer gut war, meistens draußen. Das hatte viel Erfolg, er konnte nun mit dem Stift umgehen und einiges schreiben.

Auf Anraten der Schulkindergärtnerin sollte nun nicht wieder die Schule gewechselt werden, sondern er wurde in die gleiche Schule eingeschult, in der er bereits den Schulkindergarten besuchte – im Nachbarort. Wir waren ganz stolz, als wir die ersten Ergebnisse auf seiner Tafel sahen, sie übertrafen alle unsere Erwartungen. Aber nach einigen Wochen erklärte mir die Rektorin, die ihn unterrichtete, seine Unruhe sei unerträglich, er hätte auf die Dauer keine Bleibe in der Klasse. Wir sollten uns eine andere Lösung einfallen lassen. Ihr selbst fiel keine ein. Ein Sonderschüler wäre unser Sohn nicht, sie leitete aber, ohne unser Wissen, wir erfuhren es zufällig erst zwei Jahre später, ein Aufnahmeverfahren in eine Schule für Erziehungshilfe ein. Da die Mitschüler erzählten, die Lehrerin würde ihn pausenlos bestrafen, und uns auffiel, dass er nervöser und ängstlicher wurde, nahmen wir Kontakt mit der Schule für Körperbehinderte auf. Da die Lehrerin in einem Gespräch geäußert hatte, dass dies nicht die geeignete Schule wäre, haben wir ihr nichts von der Kontaktaufnahme erzählt. Nach einem Test dort wurde uns gesagt, dass unser Sohn eigentlich nicht auf diese Schule gehöre, man könne ihn nicht genügend fördern, man riet uns nach Rücksprache mit der Lehrerin unseres Sohnes, ihn auf jeden Fall in eine andere Schule zu geben.

Daraufhin waren wir so ratlos, dass wir den Schulrat um Hilfe baten. Wir hatten Angst um unser Kind. Der Schulrat erschien auch gleich am nächsten Tag, und nach Aussprache mit ihm und der Rektorin ordnete er an, dass unser Sohn demnächst wieder in die Schule unseres Ortsteils gehen sollte. Schon am nächsten Morgen drückte die Lehrerin mir das Kind in die Hand und sagte: Bei mir nicht mehr!

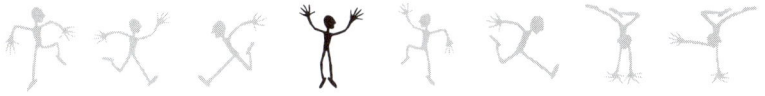

Inzwischen war das Kind psychisch so krank, dass es nicht mehr schulfähig war. Die neuerliche Umschulung hatte ihm den letzten Rest gegeben. Er lag nur noch weinend auf der Schulbank, auch meine Anwesenheit während der Schulzeit nützte nichts mehr. Nun durften wir ihn sechs Wochen zu Hause behalten und bekamen dreimal in der Woche für eine Stunde einen Privatlehrer. Nach den sechs Wochen hatte unser Sohn sich etwas erholt, und der Lehrer sagte, dass er in seiner Klasse zu den fünf besten Schülern gehören würde. Daraufhin besuchte er wieder die erste Grundschulklasse, aber ohne Erfolg. Er verweigerte die Leistung, wurde zum Klassenclown, fast alle Kinder wandten sich von ihm ab und mieden ihn, auch außerhalb der Schulzeit. Die Lehrerin klagte über Gesundheitsschäden.

Dann wurde uns der Vorschlag gemacht, ihn vom Chefarzt einer Kinderklinik untersuchen und mit Ritalin behandeln zu lassen. Wir haben uns zunächst gesträubt und uns nach den Nebenwirkungen dieses Medikaments erkundigt. Da wir keinen anderen Ausweg sahen, willigten wir ein. Unser Sohn hat es ein Jahr lang eingenommen. Er wurde sehr sorgfältig betreut, ich war in ständigem Kontakt mit dem Arzt. Aber wir kamen mit der Dosis nicht klar: Nahm er zu viel, war er zwar still – angenehm für die Lehrerin –, aber er arbeitete nicht mit. Nahm er weniger, protestierte die Lehrerin sofort, weil er störe. Es wurden alle Nebenfächer gestrichen, er hatte nur noch Mathematik (zum Teil im Einzelunterricht), manchmal Sprache und Schwimmen. Er konnte erst am Abend etwas essen, weil er nach dem Medikament keinen Appetit verspürte. Er hatte Untergewicht und wuchs auch langsamer. Der Arzt wünschte einen Test durch den Schulpsychologen, und nach einer anschließenden Konferenz wurde beschlossen, dass er nicht mehr in der Grundschule unterrichtet werden kann. Vorgeschlagen wurde: Schule für geistig Behinderte.

Nach einer Vorstellung bei dem Rektor dieser Schule merkten wir, dass auch diese Schule nicht die geeignete für unseren Sohn war, und wir gaben ihn zwecks Überprüfung eines Hirnschadens in die Kinderpsychiatrie. Da er aber sehr sensibel ist, hat ihm der Aufenthalt dort nur geschadet und uns nichts genützt, denn was wir dort erfuhren, wussten wir bereits.

74   Somit blieb uns nur die Schule für Körperbehinderte, und wir hoffen, dass unser Kind wenigstens psychisch nicht noch mehr geschädigt wird.

Die folgenden Kapitel, in denen es um ein anderes Sehen, ein anderes Verstehen und einen anderen Umgang mit der kindlichen Auffälligkeit geht, mit einigen Aufgaben zu beginnen, zielt darauf ab, einen anderen Zugang zum Thema zu eröffnen.

Ziehen Sie durch diese neun Punkte vier gerade Striche, sodass alle Punkte berührt werden. Es ist nicht erlaubt, mit dem Bleistift abzusetzen oder eine Linie doppelt zu fahren.
Und das ist die Lösung:

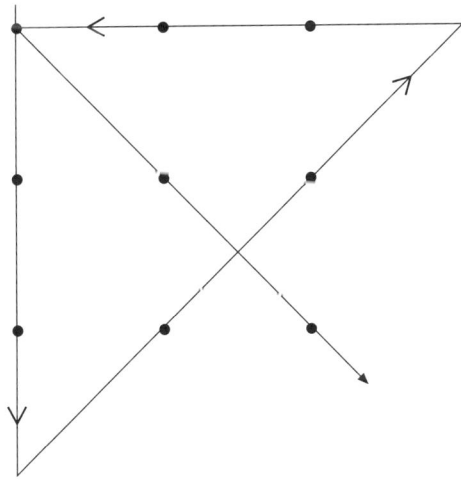

Sie können diese Aufgabe also nur dann lösen, wenn Sie bei der Lösungssuche den durch die Punkte vorgegebenen Raum überschreiten. Erst in dem Augenblick, in dem Sie eine Erweiterung des Blickfeldes zur Lösung der Aufgabe in Betracht ziehen, können Sie die Lösung finden.

Die Erweiterung des Blickfeldes, die Lösung von alten, festgefahrenen Blickrichtungen, halte ich für eine zentrale Bedingung eines anderen Verständnisses kindlicher Auffälligkeit. Diese andere Perspektive eröffnet andere Wege im Umgang mit Kindern und Jugendlichen!

Joachim – Ein Versuch, sein Verhalten anders zu verstehen

An der Lebensgeschichte Joachims möchte ich versuchen, die traditionelle Fixierung unserer Blickrichtung auf das Kind zu verlassen und über eine Erweiterung der Perspektive auf die Lebenswelt und die Lebensgeschichte seine Situation besser zu verstehen. Wie in vielen anderen, ähnlichen Fällen sind wir gewohnt, dass sich Eltern, Lehrer und Ärzte ein bestimmtes Bild von einem Kind machen. Ihre Aufmerksamkeit ist allzu oft einseitig und direkt auf das Kind bezogen.

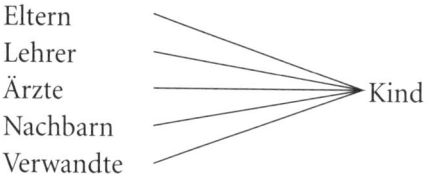

Eltern
Lehrer
Ärzte → Kind
Nachbarn
Verwandte

Diese Perspektive führt dazu, dass all jene Anteile der gestörten Situation, die in den Personen von Eltern, Lehrern und Ärzten, den Institutionen Familie, Schule und Praxis oder anderen Lebensfeldern zuzurechnen sind, gar nicht wahrgenommen werden. Auch Einflüsse der Lebensgeschichte aller Betroffenen, die in die aktuelle Lebenssituation hineinwirken, werden nicht erfasst. Diese oft nur schwer nachzuvollziehenden Wechselwirkungen der Problemsituation werden bei der Fixierung auf das Kind ausgeblendet.

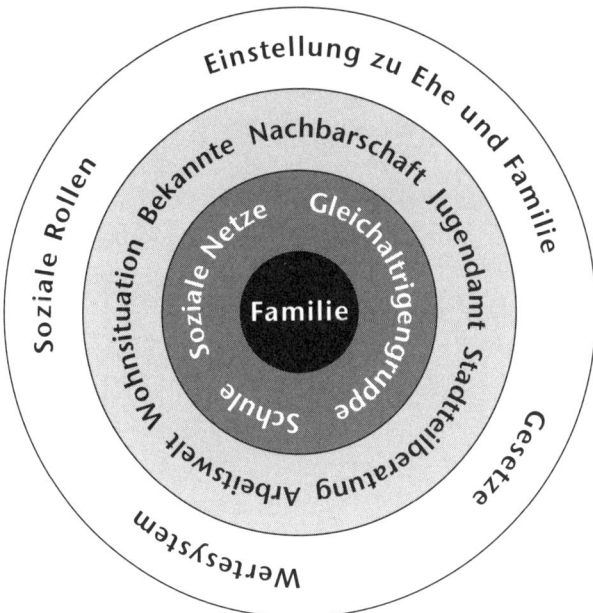

Die Auffälligkeit des Kindes kann mit einem langweiligen Unterrichtsstil zusammenhängen, sie kann durch Kommunikationsstörungen innerhalb der Klasse bedingt sein, sie kann aber auch völlig losgelöst von der Schule in der Familie (Ehekrise, Finanzprobleme, Tod des Großvaters, Nachwuchs) oder der Gruppe der Gleichaltrigen (Verlust der Freundin, Konkurrenzprobleme) begründet sein. Diese komplexen Zusammenhänge können nur gemeinsam von allen Betroffenen erkundet und aufgearbeitet werden. Eltern, Lehrer, Psychologen versuchen gemeinsam **mit** dem Kind, die Wirkmomente der gestörten Situation zu verstehen und zu verändern.

Joachims Lebensgeschichte soll im Folgenden die vielseitigen und wechselseitigen Einflüsse zwischen Kind, seiner Lebenswelt und seiner Lebensgeschichte, die zu seinem auffälligen Verhalten geführt haben, näher beschreiben. Auch wenn die Lebenssituation und Lebensgeschichte von Joachim einzigartig ist, so ist sie doch in gleicher Weise ein Beispiel für all die anderen unzähligen Zappelphilippe in unserer Gesellschaft.

Die Einflüsse auf Joachim während seines kurzen Kinderlebens sind so vielfältig, dass Harald und ich große Mühe hatten, Joachims

Verhalten und unseren Einfluss auf sein Verhalten im Nachhinein zu verstehen (siehe Abb. S. 79).

Joachims leibliche Mutter. Sie war das verstoßene Kind ihrer Eltern. Ihre Mutter verschwand eines Tages. Der Vater heiratete neu und mochte sie nicht mehr bei sich haben. So kam sie schon als Baby ins Heim. Hier verbrachte sie ein typisches Heimkindleben und wurde mit achtzehn in die «Selbständigkeit» entlassen. Die «Suche nach Liebe» wurde so zu ihrem Lebensthema. Früh versuchte sie mit Alkohol, Zigaretten oder auch Medikamenten ihre Lebenssituation zu bewältigen. Mit Joachims Vater schien kurzfristig Glück in ihr Leben einzutreten, jedoch wurde sie sehr schnell enttäuscht. Aufgrund ihrer Schwangerschaft (es störte ihr dicker Bauch) wurde sie ein zweites Mal verstoßen, diesmal vom Vater ihres Kindes.

Während der Schwangerschaft rauchte und trank sie noch mehr. Sie wollte die ihr erneut widerfahrene Enttäuschung vergessen. Die harte Akkordarbeit in einer Fabrik und eine schlechte Ernährung kamen dazu.

Nach der Geburt zwang ihre finanziell äußerst schlechte Lage Joachims Mutter, das Kind wegzugeben, obwohl sie an ihrem Kind hing. Jetzt verstieß sie ihrerseits einen Menschen und dazu jemanden, der ihr besonders wichtig geworden war.

Joachims Adoptivmutter erzählt:

«Harald und mir wurde klar, dass Joachim bereits als Embryo Belastungen ausgesetzt war, die seine Entwicklung belasteten. Wir adoptierten ein Baby, welches psychisch bereits viel ‹erlebt› hatte. Schreien, Nicht-Schlafen und Nahrungsverweigerung waren wohl die Folge davon. Alkohol und Zigaretten hielten wir für eine weitere Ursache seines auffälligen Verhaltens. Wir hatten den Eindruck, dass er unter Entzugserscheinungen litt.

Zu einem späteren Zeitpunkt begannen Harald und ich uns zu fragen, warum wir zu der Entscheidung kamen, ein Baby zu adoptieren. Immerhin konnten wir ja leibliche Kinder haben.

Wir sahen unsere Motivation, ein Kind zu adoptieren, in unseren Kindheitserlebnissen begründet. Ich hatte als Kind ganz in der Nähe eines Kinderheims gelebt und deshalb etwas Kontakt zu Heimkindern. Ich empfand als kleines Mädchen das Leben in einem Heim als unerträglich und glaubte, dass solche Kinder todunglücklich sein

Joachims Verhalten im Zusammenhang seiner Lebenswelt und seiner Lebensgeschichte

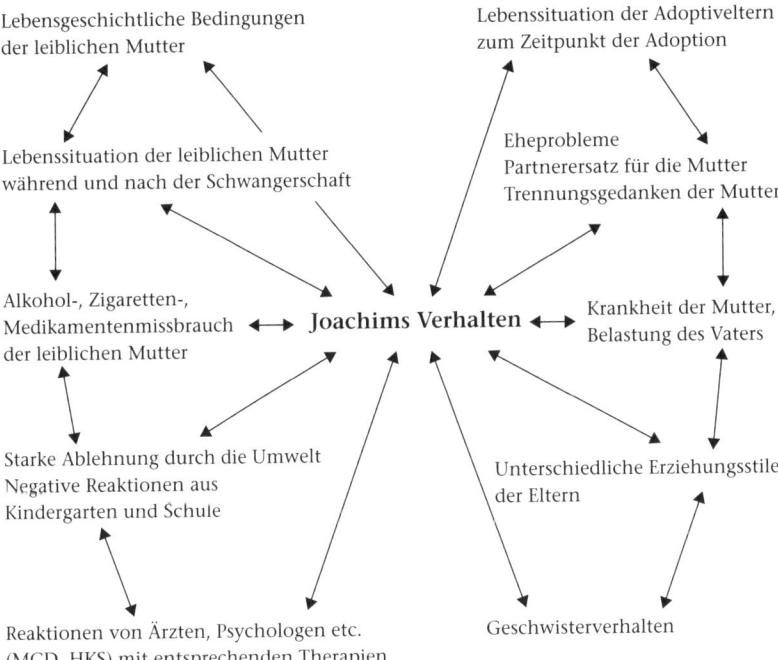

Lebensgeschichtliche Bedingungen der leiblichen Mutter

Lebenssituation der Adoptiveltern zum Zeitpunkt der Adoption

Lebenssituation der leiblichen Mutter während und nach der Schwangerschaft

Eheprobleme Partnerersatz für die Mutter Trennungsgedanken der Mutter

Alkohol-, Zigaretten-, Medikamentenmissbrauch der leiblichen Mutter

Joachims Verhalten

Krankheit der Mutter, Belastung des Vaters

Starke Ablehnung durch die Umwelt Negative Reaktionen aus Kindergarten und Schule

Unterschiedliche Erziehungsstile der Eltern

Reaktionen von Ärzten, Psychologen etc. (MCD, HKS) mit entsprechenden Therapien

Geschwisterverhalten

müssten, weil sie keine Eltern hatte. Bereits damals schwor ich mir, dass ich später einmal einem solchen Kind ein Zuhause geben wollte. Harald war das Leben in einer Pflegefamilie nicht fremd. Er war als zehnjähriger Junge zu Verwandten gekommen, da familiäre Bedingungen dies nötig machten. Aufgrund unserer beider Erlebnisse beschlossen wir, ein Baby zu adoptieren.

Harald und ich als Ehepaar? Lagen hier vielleicht wichtige Momente, um die Entscheidung für die Adoption zu verstehen?

Unsere Partnerschaft war von Anfang an in ganz besonderem Maße gefordert. Harald war über viele Jahre hinweg beruflich sehr eingespannt. Er arbeitete oft zehn bis dreizehn Stunden am Tag. Dies war für unsere Zweisamkeit nun wirklich nicht förderlich. Wenn er nach Hause kam, war er erschöpft. Hohe Anforderungen im Beruf,

viele Überstunden, Abendschule, Konkurrenzkampf und Leistungsdruck waren Bedingungen, denen Harald zwar gewachsen war, die
ihm jedoch für die Familie kaum noch Zeit ließen.

Seine Zuwendung zu mir und den Kindern schwankte sehr. Oft
war er liebevoll und lustig, und genauso häufig war Harald missmutig
und kurz angebunden, stark fordernd und eigensinnig. Er war zu
sehr gefordert, um mir zu helfen. Ich war allein zuständig für die
Erziehung der Kinder, und Harald blieb nur das Aufzählen meiner
und Joachims Unzulänglichkeiten.

Ich litt unter diesem Alleinsein in der Familie. Wie gerne hätte ich
die wenigen freien Stunden mit Harald verbracht. Ich unterdrückte
meine Bedürfnisse ständig. Die Probleme mit Joachim wuchsen mir
allmählich über den Kopf, und ich wurde sehr nervös.

Die Anforderungen, die Harald an mich stellte, die ich mir selbst
auferlegte und die auch von der Umwelt auf mich zukamen, konnte
ich nicht mehr bewältigen. Vor allem gegen Haralds Ansprüche setzte
ich mich zu Wehr. Ich verzieh ihm nicht, dass er Anforderungen, die
er an sich selbst stellte, auch mir und den Kindern abverlangte. Ich
war der Meinung, dass dies zu viel an Erwartung war.

So kam es, dass wir häufiger Diskussionen und Auseinandersetzungen hatten. Manchen Kampf haben wir ausgetragen.

Wir wiesen uns gegenseitig Schuld zu. Wir tauschten so genannte
«gute» Ratschläge aus, verwünschten einander, und manche «Spitzen» wurden verteilt. Als ausgewogen, harmonisch oder verständnis-
voll konnte man unsere Partnerschaft wohl nicht mehr bezeichnen.
Ich suchte nach jemandem, von dem ich mich verstanden fühlte.
Einige Freundinnen wuchsen mir ans Herz, aber vor allem Joachim
wurde das Zentrum in meinem Leben.

Im Laufe der Zeit erkannte ich, wie wichtig Joachim mit all seinen
Schwierigkeiten für mich war. Er lenkte mich von vielen anderen Sorgen ab, die ich nicht sehen wollte und die mir zu wehgetan hätten,
wenn ich den Versuch unternommen hätte, mich damit auseinander
zu setzen.

Meine extreme Langmut, Joachims Launen zu ertragen und mich
bis an die Grenzen der Belastbarkeit ihm preiszugeben, waren wahrscheinlich Ersatz für Defizite in unserer Partnerschaft.

Meine Beziehung zu Joachim wurde leidenschaftlich und geprägt

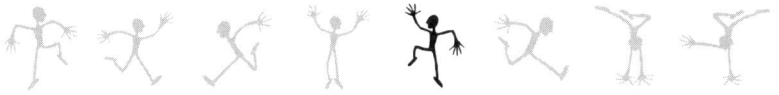

von Widersprüchen. Joachim war ein kleiner, niedlicher, knuffiger Junge, der so viel an Gefühlen bei mir auslösen konnte. In ihm hatte ich eine Person, mit der ich, wann immer ich wollte, zärtlich und liebevoll sein konnte. Er reagierte jedenfalls stark emotional und körperlich. Ich brauche dich, ich hab dich lieb.

Ich entdeckte, dass ich Joachim vor allem aufgrund seiner besonderen Körpersprache liebte und sogar bewunderte. Er drückte immer und zu jeder Zeit mit seinem Körper aus, was er fühlte. Bei mir hatte sich im Laufe meines Lebens sehr vieles «verkopft». Gewiss bin ich sehr gefühlsbetont, ich hatte aber gelernt, mit Gefühlen und Bedürfnissen umzugehen und diese auch zu unterdrücken. Tagaus, tagein vergewaltigte ich meinen Körper und tat nur das, was mir mein Kopf als richtig erklärte. Was nicht sein durfte oder gerade nicht sein konnte, verdrängte ich so stark, dass bei mir zum Schluss nicht die Spur eines Bedürfnisses mehr vorhanden war.

Joachim führte mir dieses selbst zugefügte Leid jeden Tag mit seiner Person vor Augen. Ich ging immer wieder dagegen an, weil ich glaubte, dass auch er lernen musste, seine Bedürfnisse zurückzustellen.

Zusätzlich zu meiner Nervosität wurde ich jetzt auch noch depressiv. Ich habe viele Nächte im Bett gelegen und geweint. Ich war überzeugt davon, dass ich das schwerste Los der Welt zu tragen hätte. Oft überwältigten mich diese tiefen, erschütternden Gefühle so stark, dass ich manchmal tagelang nicht mehr klar denken konnte.

Erst sehr viel später erkannten Harald und ich, dass für ihn die damalige Situation ebenfalls nicht einfach war. Die meiste Zeit seines Lebens in einem lauten, hektischen Betrieb zu verbringen, sich abzurackern für ein Einkommen, welches uns einige Möglichkeiten eröffnete, aber längst nicht dem entsprach, was wir einmal erwarteten, war für uns frustrierend. Auch er musste viele seiner Bedürfnisse zurückstellen. Weiterhin belastete ihn die Lautstärke und die enorme Unruhe in unserer Wohnung während seiner wenigen freien Zeit. Er benötigte dringend Ruhe und Zuwendung, fand jedoch nur Hektik und Abwendung, vor allem durch meine Person, da ich ständig mit Joachim beschäftigt war.

Wir beide hatten zu dieser Zeit begonnen, nebeneinanderher zu leben. Manchmal sah ich mir Harald an, und er kam mir vor wie ein Fremder. Nichts mehr schien mir an ihm vertraut. Wir verhielten uns wie Menschen, die wissen, dass sie voneinander abhängig sind und nur noch die Möglichkeit haben, aus ihrer Lage das Beste zu machen.

Ich wollte nicht mehr! Die Trennung stand ins Haus. Nur die damit verbundenen Konsequenzen hielten mich damals davon ab, diesen Schritt zu wagen.

Die ganzen Jahre über war ich durch die körperlichen und psychischen Belastungen in irgendeiner Form krank. Schwere Migräneanfälle, starke Verspannungen im Schulterbereich, häufige Übelkeit, Durchfälle, Rückenschmerzen sowie depressive Stimmungen wechselten mit übersteigerten Freudebekundungen.

Und wie sah es um die gemeinsame Erziehung unserer Kinder aus? Harald und ich bemühten uns, unsere bisherige Einstellung bzw. unsere Erziehung kritisch zu hinterfragen und mussten zugeben, dass wir beide sehr unterschiedliche Erziehungsstile hatten.

Harald war eher konservativ: fest geprägt in Vorstellungen, wie Kinder aufzuwachsen haben und welche Ziele verfolgt werden müssen. Harald war ein Vater, der mit dem Kopf versuchte, seine Ziele für die Kinder im Auge zu behalten.

Ich hingegen war eher träumerisch, weich und nachgiebig zu den Kindern. Ich wollte sie schützen vor den Belastungen der Realität. Vielleicht deshalb, weil es mir selbst schwer fiel, damit zurechtzukommen. Mit meiner Überfürsorge sprang ich ihnen stets zur Seite und nahm ihnen alle ihre kindlichen Probleme ab. Eine Orientierung, was sie dürfen, was sie nicht dürfen, was von ihnen erwartet wird und wo sie auch versagen dürfen, konnte ich ihnen nicht geben.

Diese unterschiedlichen Einstellungen erlebten die Kinder mit, wie wir stritten und uns voneinander entfernten. Dies ist sicherlich ein weiteres wichtiges Moment, um Joachims Situation zu verstehen.

Unser leibliches Kind Thomas kam bereits als Baby schnell in der Entwicklung voran. Er lernte sehr früh, alle kindlichen Hürden zu nehmen. Er war ein lebhaftes, verständiges, umgängliches Kind. Er

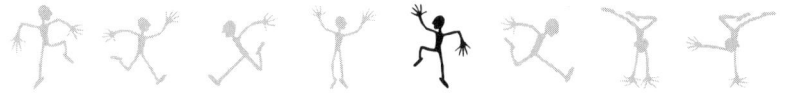

war begeisterungsfähig, jedoch sprunghaft in seinen Interessen. Als Schüler wurde er stets als gefestigte Persönlichkeit bezeichnet, die gut und schnell lernte und ein großes Maß an Reife aufwies. Erst später begann auch er Probleme und Vorstellungen zu signalisieren. Erst dann zeigte er, dass er Ansprüche an uns hatte, und erwartete jetzt, dass wir Joachim auch mal zurückstellten.

Elvira war, als sie mit zwölf Jahren in unsere Familie kam, ein schwerfälliges Mädchen. Es dauerte einige Jahre, bis sie offener und auch lebhafter wurde; lange Zeit war sie passiv und sehr zurückhaltend. Sie verhielt sich angepasst, war ängstlich und sehr gutmütig. Als Schülerin entwickelte sie sich mit stetigem Erfolg. Heute ist sie eine ihrem Alter entsprechende Jugendliche, die genauso wie Thomas beginnt, ihre Position in der Familie besser zu behaupten, auch Erwartungen an uns stellt und nicht mehr ihre Wünsche, aus Ängstlichkeit, uns zu verlieren, zurückstellt. Gerade dieser Entwicklungsschritt der beiden Geschwisterkinder kam erst durch die Umbruchphase zustande.

Beide akzeptierten Joachim wenig. Sie ärgerten sich über ihn, stritten oft miteinander und beklagten sich bitterlich. Sie erwarteten von mir, dass ich Joachim bestrafe für seine Ausbrüche. Ich verlangte von ihnen Rücksichtnahme. Umso mehr lehnten sie ihren Bruder ab, warfen mir vor, dass ich Joachim bevorzuge. Sie zogen sich zurück, und ich hielt es für Verständnis von ihnen.

Tatsächlich verteidigte ich Joachim ständig. Es kostete mich viel Kraft, und jeder, der mit uns in Kontakt kam, befand, dass sich Joachim sonderbar entwickelte.

Jetzt traten Freunde, Erzieher aus Kindergarten und später auch der Schule an mich heran und machten mir Vorwürfe. Die Auseinandersetzungen wurden immer häufiger. Selbstbewusstes Auftreten und überzogenes Verteidigen wechselten mit zerknirschtem Zugeben und Selbstvorwürfen. Jeder registrierte nur Joachims negative Seiten. Auch ich verfiel immer mehr dieser Wahrnehmung und erkannte seine positive Art nicht mehr.

Damals meinten wir, dass diese Vorgänge Joachims Verständnis entgingen. Wahrscheinlich deshalb, weil wir sie damals selbst nicht begriffen. Ich bin heute jedoch sicher, dass Joachim ein Kind ist, das besondere «Antennen» für seine Umgebung hat und jede Kleinigkeit registriert. Da er mit all seinen Beobachtungen jedoch nicht zurechtkommen konnte, damit absolut überfordert war, musste er entsprechend reagieren und mit seinem Verhalten versuchen, Aufmerksamkeit zu erreichen.

Dieses auffällige Verhalten hatte seinen Höhepunkt in Einkoten und Einnässen noch als sechsjähriges Kind. Spätestens zu diesem Zeitpunkt setzte meine Aggression gegen Joachim ein. Er wurde für mich zum Spiegelbild meines Versagens. Das war für mich unerträglich. Ich war ratlos, verängstigt, besorgt, erregt, mein Missbehagen wuchs. Meine Geduld mit Joachim nahm ab, und ich forderte ihn mehr. Das Gefühl des Alleinseins wurde nun so überwältigend, dass ich nur noch hilflos reagieren konnte, statt zu agieren.

Wenn Joachim, beschmiert mit Kot, stinkend und schreiend vor mir stand, war es mit meiner Beherrschung vorbei. Fast hysterisch und völlig außer mir schrie ich ihn an: «Warum tust du mir das an?» – «Womit habe ich das verdient?» – «Ich will dich nicht mehr.» – «Ich bin doch immer so lieb zu dir.»

Ich geriet dermaßen in Fahrt, dass Thomas und Joachim entsetzt aufschrien und Thomas sogar seinen Bruder in Schutz nahm, obwohl er oft genug selbst mit ihm böse war: «Mami, Mami, beruhige dich. Er kann doch nichts dafür.» Voller Wut brüllte ich: «Und ob er dafür kann, er macht das alles mit voller Absicht.»

Der Ausbruch ging schnell vorüber, aber nicht die Nachwirkungen. Das Zittern, die Magenschmerzen, die tränenden Augen, all dies hielt lange an. Völlig erschlagen und entsetzt über die eigene Wut machte sich ein Gefühl der Scham, Leere und völliger Ausweglosigkeit breit. Es war alles zu viel. Nie und nirgends Ruhe. Ich weinte bitterlich und bedauerte zutiefst, die Nerven verloren zu haben.

Joachim und ich haben dann eng umschlungen irgendwo gesessen, miteinander geweint und uns gegenseitig getröstet. Der kleine Junge beteuerte, dass er sich ändern wolle und er mich doch nicht traurig machen will. Ich versicherte ihm aus tiefstem Herzen, wie lieb ich ihn habe und dass ich meinen Wutausbruch nicht gewollt habe.

Joachims Aggression und Wut nahmen allerdings zu. Ich reagierte

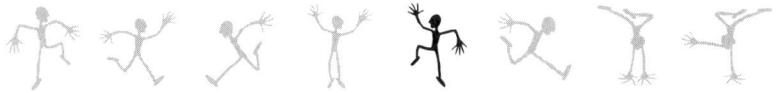

ebenfalls immer öfter mit Gewalt. Ich donnerte die Türen zu. Ich knallte sie mehrmals hin und her, sodass die Rahmen zerbrachen und die Schlösser nicht mehr funktionierten. Ich wechselte zwischen Brüllen und depressivem Schweigen. Unmengen Geschirr waren in dieser Zeit meine Opfer.

Mein überzogenes Nachgeben und dann wieder das Stellen hoher Anforderungen waren ganz gewiss die Ursache dafür, dass ich immer tiefer in eine unerträgliche Situation geriet.

Ich, die liebe, weiche, immer aufopfernde Mutter, war böse. Ich war voller Wut. Ich musste mich jetzt in Situationen wiederfinden, die ich nie für möglich gehalten hätte. Situationen, in welchen ich das genaue Gegenteil von dem verkörperte, was ich für gut befand. Joachim forderte diese andere, negative Seite meines Ichs so stark heraus, dass mir angst und bange wurde.

Ich habe später gelernt, auch diese Seite an mir anzunehmen und zu akzeptieren. Ich habe gelernt, dass ich die böse und die liebe Mutter sein kann und trotzdem so, wie ich bin, von anderen Menschen, auch von den Kindern, angenommen werde.

Was hatten wir alles zu hören bekommen: Das ist ein unmögliches Kind. Er ist unberechenbar. Es ist böse und aggressiv. Er ist ein Clown. Er hört nie zu und tut, was er will. Er kann sich nicht anpassen. Er macht nur Unsinn. Er beschimpft in wüster Form seine Mitmenschen. Er ist rücksichtslos. Er ist unerträglich.

Diese vielen negativen Bezeichnungen bestätigten Harald und ich in vielen Gesprächen. Heute frage ich mich, wie wir annehmen konnten, dass Joachim unsere damalige Meinung von ihm nicht bemerken würde. Wir hatten Scheuklappen dafür, dass unsere ganze Lebenssituation Joachim klar und deutlich war. Wir glaubten, dass ihm alle Probleme verborgen blieben. Vollkommen sicher, dass er nichts von unserem Missbehagen und unserer Hilflosigkeit spürte, versuchten wir, uns eine heile Welt vorzumachen. Er jedoch entlarvte uns bei diesem Versuch. Mit seinem Verhalten stellte er unser Bild von unserer Familie ständig infrage. Dieser Selbstbetrug wurde durch den Arzt, der den so genannten Hirnschaden bei Joachim feststellte, noch weiter vertieft. Wir durften sagen, dass nicht *wir* Probleme hatte, sondern unser Kind krank und gestört sei. Wir konnten uns auf Einflüsse berufen, die wir scheinbar nicht zu verantworten hatten.

Erst als wir erkannten, dass viele Wechselwirkungen zu unserem Chaos geführt hatten, konnten wir begreifen, in welch auswegloser Situation sich unser Joachim befand. Aber nicht nur er, sondern auch die Geschwister und wir selbst. Harald und ich, auch Elvira und Thomas zeigten Verhaltensweisen, die aufeinander abgestimmt waren. Joachim jedoch hatte keine solche Mechanismen von Abwehr für Situationen, die ihm unbegreiflich erschienen. Er war im Grunde genommen unser Sensor, unser Mahner. Alle seine Verhaltensweisen waren inzwischen die Summe seiner kindlichen Wahrnehmung und seiner vielfältigen Erfahrungen.

Joachims körperliche Fehlentwicklung und sein auffälliges Verhalten waren die sichtbar gewordenen Zustände seiner Geschichte und unserer Lebenssituation. Als uns der Arzt seinerzeit mit seiner Diagnose «MCD» eine Lösung unserer Probleme bot, nahmen wir dies dankend an. Wir sind heute allerdings bereit anzuerkennen, dass die so genannte Krankheit Joachims in vielen, vielen kleinen Schritten durch die Einflüsse in seinem Kinderleben und durch uns zustande gekommen ist.

Unser Verständnis für Joachim und unsere gemeinsame Lebenssituation waren gewachsen. Wir konnten jetzt alle Energien darauf vereinigen, gemeinsam etwas anderes machen zu wollen.

Verhaltensauffälligkeiten – «Notsignale» des Kindes

«Lern»-, «Entwicklungs-» oder «Verhaltensstörungen», aber auch Erkrankungen in verschiedenen Erscheinungsformen weisen auf einen Konflikt in der Lebenswelt des Kindes, in Familie, Schule oder Nachbarschaft hin. Deshalb können Verhaltensauffälligkeiten nur in ihren vielfältigen Entstehungszusammenhängen verstanden und behandelt werden.

Körperliche, seelische und soziale Faktoren, Familiengeschichte und Zukunftsperspektiven bilden ein Netzwerk, in dem alle Aspekte

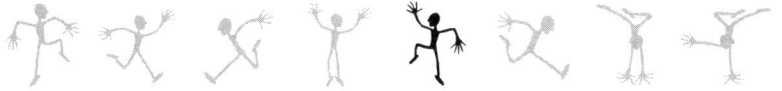

der kindlichen Lebenswelt miteinander verbunden sind. So ist es ganz natürlich, dass Kinder in schwierigen Lebenssituationen immer auch körperliche Symptome zeigen und umgekehrt: Die Symptome des Kindes weisen uns auf schwierige Lebenssituationen hin. Eine solche kindliche Auffälligkeit ist ein «Notsignal» des Kindes. Es ist der Versuch, in der jeweiligen Lebenssituation zu überleben.

Verhaltensauffälligkeiten sind passende Reaktionen auf eine für das Kind zum Problem gewordene Lebenswelt. Sie sind aktive Ausdrucksformen des Kindes in einer problembeladenen, bedrückenden und krank machenden Situation. Als Mittel der Problemlösung übernehmen sie zugleich eine vorbeugende Funktion, die das Kind vor schweren Störungen oder Erkrankungen schützt.

In einer solchen aktiven Auseinandersetzung mit den konkreten Lebensbedingungen senden Kinder Signale aus. Das «störende» Kind spiegelt die «gestörte» Lebenswelt wider. Die Botschaften sind, wenn sie als solche verstanden werden, als Herausforderung anzunehmen. Nicht in allen Fällen sind die Notsignale offensichtlich. Stark aggressive Reaktionen sind deutlich. Notsignale in Form stiller, regressiver oder depressiver Reaktionsweisen werden jedoch leicht übersehen. Die medikamentöse Behandlung kindlicher Auffälligkeit ist daher ein Skandal. Denn sie verhindert eine angemessene Auseinandersetzung mit dem Verhalten des Kindes, ja, sie dämpft und deckt das Problem zu, das weiterhin besteht.

Wie ein Seismograph signalisieren Kinder Probleme in unseren Familien und Schulen, in Verwandtschaft, Nachbarschaft und Gemeinde. Sie reagieren zappelig oder aggressiv, verweigern sich in der Schule durch Lern- und Leistungsstörungen, zeigen körperliche bzw. psychosomatische Reaktionen oder bleiben in ihrer «normalen Entwicklung» zurück.

Die Aussage einer Lehrerin «Kinder sind anders geworden» ist richtig. Es lassen sich viele Momente zusammenfügen (Medien, Konsum, Gewalt), die belegen, dass Kinder heute anders sind als vor zwanzig, dreißig oder fünfzig Jahren. Von den grundlegend veränderten Bedingungen in unseren Wohn- und Arbeitsstätten, in unseren

Familien, Schulen und Beziehungen sind Kinder und Jugendliche besonders betroffen. Entsprechend ihrer Vorstellung und ihrem Erlebnisinhalt von Gesellschaft äußern sie sich in ihrer Ohnmacht und Hoffnungslosigkeit immer gewalttätiger in wachsender Lieb-, Sprach- und Beziehungslosigkeit, Natur- und Lebensfeindlichkeit.

Störende, randalierende oder auffällige Kinder und Jugendliche sind ein Spiegelbild unserer Gesellschaft. Wenn Kinder heute anders sind, so bedeutet das auch, dass Eltern und Lehrer anders sind: Denn ein wesentliches Moment neben allen anderen besteht darin, dass Eltern und Lehrer weitgehend orientierungslos, verunsichert, belastet und weniger verbunden sind. Das Leiden unserer Kinder ist Spiegel unseres eigenen Leidens. In einem anderen Umgang mit dem Leiden unserer Kinder steckt auch die Chance zu einem anderen Umgang mit uns selbst.

Unser Kind «zeigt sich» auffällig – Eine andere Einstellung

Die Art und Weise, wie wir unsere Umwelt wahrnehmen, drückt sich sehr stark in unserer Sprache aus. In unserer Alltagssprache sind wir gewohnt, Aussagen folgender Art zu machen: Mein Mann **ist** eifersüchtig, unser Sohn **ist** vorlaut, meine Frau **ist** fleißig, oder auch unsere Oma **ist** geizig. Was ist, wenn wir das Wörtchen «ist» durch die Worte «zeigt sich» ersetzen? Die Zusammenhänge erscheinen in einem anderen Licht.

Wenn es uns gelingt, diese andere Sprachebene zu verinnerlichen, wenn wir statt des jeweiligen «er ist, sie ist …» stets formulieren: Unser Sohn **zeigt sich** auffällig, unser Sohn **zeigt sich** vorlaut, meine Frau **zeigt sich** fleißig, oder auch die Oma **zeigt sich** geizig, knüpfen sich sofort eine Vielzahl von Fragen an:

In welcher Situation zeigt sich mein Mann eifersüchtig?

Wer reagiert auf seine Eifersucht in welcher Situation?

Ist er immer eifersüchtig oder nur in bestimmten Situationen?

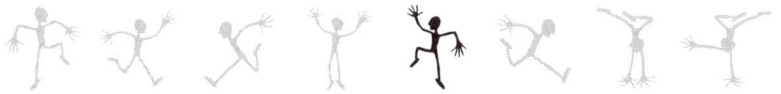

Immer da, wo Menschen miteinander umgehen, kann Verhalten nicht als Einbahnstraße gesehen werden. Nicht das Verhalten des Vaters bedingt das Verhalten des Sohnes, sondern menschliches Verhalten ist immer nur durch Wechselwirkung bestimmt. Das Verhalten des Vaters bedingt das Verhalten des Sohnes und umgekehrt: Das Verhalten des Sohnes bedingt das Verhalten des Vaters. Die Erweiterung des Blickfeldes erfordert also, auffällige Verhaltensweisen von Kindern und Jugendlichen in ihren Lebenszusammenhängen zu sehen und zu verstehen. So kann es sein, dass zum Beispiel das Verhalten eines Kindes von dem Lehrer als auffällig bezeichnet wird, während die Familienangehörigen dieses überhaupt nicht empfinden oder umgekehrt. Dies belegt eine amerikanische Untersuchung, wonach ca. 13 % der Kinder **entweder** von Eltern **oder** vom Lehrer **oder** vom Arzt als verhaltensauffällig bezeichnet werden, jedoch nur jedes zehnte dieser Kinder von Eltern, Lehrern **und** Ärzten.

Wenn dies so ist, dass auffälliges Verhalten von Kindern und Jugendlichen nur aus dem Lebenszusammenhang heraus verstanden werden kann, so hat dies weitgehende Konsequenzen für die Diagnose und Therapie der kindlichen Verhaltensauffälligkeit.

Junges Mädchen oder alte Frau – Die Sache mit der Wahrnehmung

Die folgende Aufgabe ist der Versuch eines anderen Sehens und Verstehens der kindlichen Auffälligkeit. Ich möchte Sie bitten, die Abbildung auf der folgenden Seite genau zu betrachten.

Was sehen Sie? Vielleicht schauen Sie sich dieses Bild nach einiger Zeit noch einmal an, oder Sie betrachten es einmal gemeinsam mit Ihrer Familie oder mit Bekannten. Sie werden feststellen, dass verschiedene Beobachter auf den ersten Blick, oder auch Sie selbst zu verschiedenen Zeitpunkten, etwas anderes wahrnehmen. Der eine

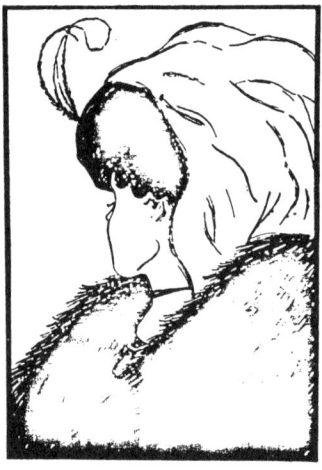

sieht ein junges Mädchen, während der andere eine alte Frau wahrnimmt. Erst bei genauem Hinsehen stellen beide fest, dass das jeweils andere immer auch da ist. Das bedeutet: Immer dann, wenn wir nur kurz einen Gegenstand oder eine Person betrachten, uns nicht genug Zeit lassen, intensiv genug hinzusehen, dann besteht die Gefahr, dass wir nur einen Teil der Wirklichkeit wahrnehmen. Denn es bleibt bestehen: Sowohl die alte Frau als auch das junge Mädchen sind Teil **einer** Wirklichkeit. Diese Tatsache ist wiederum von größter Bedeutung für eine andere Wahrnehmung und einen anderen Umgang mit der kindlichen Auffälligkeit.

Das auffällige Kind hat viele Gesichter

Es ist unbestreitbar: Auffällige Kinder können uns tyrannisieren, zur Weißglut treiben oder uns gar in eine Situation bringen, in der wir sie am liebsten umbringen würden. Dieses ständige Gezappele, der ständige Ärger mit Nachbarn und Lehrern und darüber hinaus noch die vielen kleinen Alltagssorgen mit der Familie, dem Ehepartner, dem Berufskollegen bringen uns immer wieder in eine Situation, dass wir uns dem Verhalten des auffälligen Kindes nicht mehr gewachsen fühlen. So passiert es vielen Eltern, dass sie durch die vielen negativen Er-

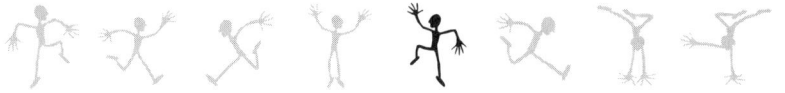

fahrungen, die sie mit ihren zappeligen, aggressiven, lernunwilligen Kindern machen, gar nicht mehr die vielen positiven Seiten ihres Kindes wahrnehmen. Diese sind aber immer auch vorhanden.

Allein unsere Wahrnehmung spielt uns einen Streich, indem sie sich einseitig auf die negativen Aspekte fixiert hat. So sind viele Eltern immer wieder erstaunt, wenn sie feststellen, dass sie nach einer Phase erneuter und intensiver Beobachtung ihres Kindes dieses ganz plötzlich in einem ganz anderen Licht sehen. Um dies zu erreichen, bitte ich die betroffenen Eltern, über einen längeren Zeitraum Folgendes zu tun:

Versuchen Sie bitte am Abend eines jeden Tages die positiven Verhaltensweisen, Reaktionen, Leistungen und Handlungen Ihres Kindes, und seien sie noch so geringfügig, aufzuschreiben und diese Liste an einer gut sichtbaren Stelle in Ihrer Wohnung aufzuhängen.

Heute hat Joachim mir eine besonders witzige Geschichte erzahlt.

Joachim hat tatsächlich nur einmal in die Hose gemacht und diese, ohne zu meckern, ausgewaschen.

Joachim hat mich mit seinem hinreißenden Lachen wieder aus meiner Wut herausgeholt.

Heute haben wir nur eine Stunde für die fünf Sätze in Deutsch gebraucht. Es geht aufwärts.

Parallel dazu fordere ich die Eltern auf, nach einigen Tagen diese kleinen und kleinsten Erfahrungen und Erfolge auch an das Kind weiterzugeben, es für das zu loben, was trotz der sonstigen Schwierigkeiten lobenswert ist.

All die Eltern, die sich über einen längeren Zeitraum auf ein derartiges Experiment einlassen, berichten von wichtigen Erfahrungen. Denn obwohl nach wie vor die Situation, bedingt durch die Auffälligkeit des Kindes, für die Eltern, Geschwister, Lehrer belastend ist, stellen sie fest, dass ihre Wahrnehmung des Kindes eine andere geworden ist, ja sogar, dass sich ihr Umgang mit dem Kind verändert hat. Aus der Erfahrung des «nur störend und belastend» ist in der Zwischenzeit eine Erfahrung des «sowohl als auch», die bewusste Wahrnehmung von positiven und negativen Erfahrungen geworden. Das Kind ist nach wie vor die «Nervensäge» der Familie, doch zugleich auch in bestimmten Situationen jenes Kind, das durch seine Lebendigkeit, seine Lebensfreude, Spontaneität und Kreativität die Familie erfreuen und überraschen kann.

Die Wahrnehmung der positiven Fähigkeiten und Fertigkeiten des auffälligen Kindes eröffnet eine weitere Aufgabe, mit der viele betroffene Eltern positive Erfahrungen gemacht haben. Ich fordere die Eltern auf, nach einer intensiven Beobachtung und nach vielen Gesprächen mit dem Kind festzustellen, wo die positiven, ganz individuellen Fähigkeiten und Fertigkeiten ihres Kindes liegen. Der eine Sohn malt besonders gern und geschickt, die andere Tochter rechnet gern, obwohl die Schulleistungen, auch die in Mathematik, eher als schlecht zu bezeichnen sind etc. Nachdem die Eltern nun diese besondere Fähigkeit, Fertigkeit oder Geschicklichkeit ausfindig gemacht haben, sollten sie nun die spezifische Befähigung besonders fördern; zu allen möglichen Anlässen und Situationen. Als Beispiel diene jene Situation, in der das auffällige Kind gut mit Tieren umgehen kann und eine besondere Liebe im Umgang mit Tieren entwickelt hat. Die Anschaffung eines Hundes, einer Katze oder auch Reitstunden sind dabei nur die eine Seite. Literatur über Tiere, die Möglichkeit, Tiere zu malen oder sich gemeinsam Tierfilme anzusehen, runden die gesamte Palette ab, mit der man gezielt das spezifische Interesse dieses Kindes unterstützen oder fördern kann.

In Verbindung mit der positiven Bestätigung durch die je individuelle Leistung und den Lernfortschritt stellen die Eltern fest, dass dieser positive Erfahrungshintergrund sich sehr oft auch auf andere Bereiche überträgt und zu einer allgemeinen Verbesserung des Selbstwertgefühls des Kindes beiträgt.

Es ist nach wie vor ein schwieriges Kind, dennoch erscheint es uns in einem anderen Licht.

Es ist wie so vieles in dieser Welt: gut *und* böse, hell *und* dunkel, schön *und* hässlich …

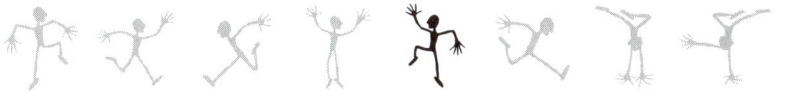

«Der Regenschirm» –
Die Welt mit den Augen des Kindes sehen

Der englische Spielfilm «The Umbrella», der aus der Augenhöhe eines Kindes gedreht wurde, verdeutlicht in beeindruckender Weise, was auch dieses Buch sagen will. Er beschreibt die Situation von Kindern, die an der Haustür die Klingel nicht erreichen können, die in der Telefonzelle nicht den Hörer abnehmen können und die vor der Ladentheke, wenn sie nicht ganz übersehen werden wollen, weit hinaufschauen müssen zu dem Verkäufer, der mal geringschätzig, mal wohlwollend zu ihnen herabschaut.

Doch die Distanz zwischen Kind und Erwachsenen, die sich in diesen Alltagssituationen widerspiegelt, ist gering im Vergleich zu jener Entfernung, sprich Beziehungslosigkeit, die allzu oft das Verhältnis der Erwachsenen zu der Welt der Kinder bestimmt.

Dass wir so wenig von den «allein gelassenen Kindern unserer Freiheit» wissen, ist nicht allein Ausdruck unserer gesellschaftlichen Situation, in der Werte wie Leistung, Konkurrenz, Profit und die Interessen der (Pharma-)Industrie höher eingeschätzt werden als die grundlegenden Bedürfnisse (nicht nur) von Kindern. Die Situation des Kindes ist zugleich auch Konsequenz jenes längst überfälligen Denkens, wonach unter Missachtung der Personalität und Potentialität sowie der Ignoranz gegenüber der Gesundheit und den Stärken das Kind auf Abweichung und Krankheit, auf Entwicklungsdefizite reduziert und zum Objekt von lebensweltfremden Lehrprozessen gemacht wird.

Statt mit Kindern zu reden, nicht über sie, statt ihnen Zeit zu geben, sich verständlich zu machen, oder statt unserem Bemühen, etwas von ihrer «äußeren Welt» und ihrer «inneren Welt» zu verstehen, versuchen wir allzu oft von einem äußeren Standpunkt aus, von einem Standort weit weg von den Problemen des Kindes, ihre Eigenart, ihre Andersartigkeit zu verdrängen und sie an eine von Erwachsenen definierte «Normalität» anzupassen. Dies geschieht mit Etiketten wie «Minimale Cerebrale Dysfunktion» (MCD), «Hyperkinetisches Syn-

drom» (HSK), «Verhaltensstörung» … mit weitgreifenden vorbeugenden Maßnahmen bis hin zu der totalen computergesteuerten
Erfassung kindlicher «Abweichung».

Krankenakten in Praxen und Kliniken, Fallbeispiele der wissenschaftlichen Literatur, Beobachtungs- und Bewertungsbögen über auffälliges kindliches Verhalten in Schulen und Beratungsstellen sind Zeugnisse, in denen Erwachsene Mosaiksteine einer Kinderbiographie zusammentragen und ein Bild entwerfen, *das allzu oft den realen Problemen des Kindes nicht entspricht.*

«… dann fühlst du dich so lala, aber ruhig» – Betroffene Kinder erzählen

Kinder sind … Und nun ließe sich eine Unmenge von Aussagen über Kinder aufzählen, je nach Situation, Lebensalter oder Interesse der Erwachsenen. Kinder sind

… süß,

… egoistisch,

… vorlaut …

Und immer sind es die Erwachsenen, die solche Aussagen über Kinder fällen.

Und die Betroffenen? Was denken und fühlen die so beschriebenen Kinder und Jugendlichen? Mit Kindern kann man nicht reden, die haben noch keine Lebenserfahrung, sind zu jung, unerfahren:

Wir reden **über** Kinder, aber nicht **mit** ihnen!

Und das betrifft uns alle. Eltern, Lehrer, Ärzte, aber auch all jene, die sich wie ich wissenschaftlich mit Kindern beschäftigen. Wir alle reden zu viel über und zu wenig mit Kindern. Wir verwenden viel Zeit und Energie mit dem Gerede über das Kind oder basteln an großen Ideengebäuden über die kindliche Welt, doch vom Kind selbst wissen wir in der Regel kaum etwas. Dabei ist das Gespräch der beste Weg, um das Verhalten, das Handeln des Kindes zu verstehen.

Immer wieder probiere ich, ihn zu gehen.

Besonders während meiner Arbeit am Sorgentelefon für Kinder und Jugendliche des Deutschen Kinderschutzbundes habe ich ge-

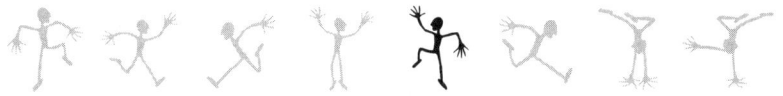

lernt, dass wir nur dann, wenn es uns gelingt, einen tieferen Kontakt zum Kind herzustellen, etwas von dem verstehen, was in dem Kind vorgeht und wieso es wie handelt.

Unser gängiges Verhalten, über Kinder zu reden, neu zu überdenken und aufzugeben, ist ein weiterer wichtiger Aspekt der anderen Perspektive im Umgang mit dem auffälligen Kind. Während eines gemeinsamen Wochenendes, an dem Eltern mit ihren auffälligen Kindern teilnahmen, die Medikamente verabreicht bekamen oder sie zurzeit noch einnehmen, entstanden die folgenden Texte.

Die betroffenen Kinder erzählen über ihre Erfahrungen und Gefühle im Umgang mit den Medikamenten. Diese Berichte sprechen für sich und sollten ohne Kommentar wiedergegeben werden.

Beate, Sonderschülerin, elf Jahre

Ich erinnere mich nicht mehr so gut an die Pillen. Meine Mutter sagt, ich hätte mich ruhiger verhalten. Ich bin aber froh, dass ich sie nicht mehr nehmen muss. Ich fühle mich jetzt wieder so, wie ich früher mal war. Wenn man mich jetzt zwingen würde, sie zu nehmen, das würde ich nicht gut finden. Auch wenn ich ganz toll würde, man kann süchtig werden. Dann würd ich lieber viel mehr üben.

In der Grundschule hatte ich Probleme in Mathe und Deutsch. Jetzt bin ich in der Sonderschule, da gefällt es mir besser. Die Lehrer haben mehr Zeit für uns Kinder, weil wir ja so wenig Schüler sind. Es ist lustiger als vorher. Es ist auch irgendwie ein bisschen leichter für mich weiterzukommen, bei Mathe auch.

Wir können auch mehr Quatsch machen, und der Lehrer macht mit und kann darüber lachen. Wir machen auch mehr tolle Sachen. Basteln, Handarbeit, Sport und Schwimmen macht mir jetzt viel Spaß. Da kann ich auch meinen Hauptschulabschluss machen. Irgendwie ist da alles viel besser auf der Schule für mich, und lernen müssen wir da auch wie in jeder anderen Schule.

Joachim, Grundschüler, zehn Jahre

Na, wenn du die Pillen nimmst, dann fühlst du dich so lala, aber ruhig.

Dann wirfst du nicht mehr alles vom Tisch herunter. Dann bist du nicht mehr so hektisch. Ich würde aber die Pillen nicht mehr nehmen – und auch nicht, wenn ich damit so lieb sein würde wie Karolin. Aber wenn ich so lieb wäre wie sie, dann fänd ich das Leben gar nicht mehr so schön. Dann hätte man gar keinen Spaß mehr. Immer nur auf die Regeln achten und stillsitzen. Ne, doof! Die Pillen sind bescheuert, ich komm auch ohne aus, auch wenn die anderen auf mich schimpfen. Wenn man mich zwingen würde, die Pillen zu nehmen, so würde ich nur so tun, als ob, und sie dann wegwerfen. Ich komm ohne aus.

In der Schule sind die Mädchen immer die Lieben. Wenn die mal Quatsch machen, wird nie etwas gesagt. Heute ist Natalie vom Stuhl gefallen. Meine Lehrerin ruft: «Wer war das?» Sie ist ganz schön böse deshalb. Natalie sagt leise: «Ich.» Die Lehrerin: «Na, dann ist es ja gut.» Wenn ich das gewesen wäre, hätte sie mir wieder eine Strafarbeit aufgegeben und geschimpft. Oft zieht sie mich an den Haaren oder an den Ohren.

Einmal hat mich eine Lehrerin beim Turnunterricht so an den Haaren gezogen, dass ich ein Stück von der Erde hochkam. Manchmal sagt die Lehrerin auch «Na, der taugt ja sowieso nichts». Das ist eine schlimme Beleidigung für mich. Wie kann die so was sagen. Ich seh ja ein, dass ich eine Strafe bekomme, wenn ich Quatsch mache. Aber dann muss das auch bei allen so gemacht werden. Bei den Mädchen wird nie was gesagt, und die schwätzen auch ganz oft, aber die tun es heimlicher, und die Lehrerin merkt es dann nicht.

Ich geh keinen Tag länger in die Schule, als ich muss. Es ist schlimm. Immer stillsitzen, nie mal einen Quatsch machen dürfen. Immer ist alles so ernst, und lachen darf man nicht. Ich will ja lernen, aber kann das nicht lustiger sein? Manchmal ist der Herr Direktor da, und der macht Witze im Unterricht. Dann macht Lernen Spaß.

Thomas, Realschüler, elf Jahre

Schule ist Scheiße. Es ist blöd, dass es Schule gibt, ich krieg Strafarbeiten auf, wenn ich Regeln nicht kann. Jemand, der sich nicht benimmt, wird rausgeschickt oder hinten in der Klasse in ein kleines Eckchen verbannt. Nur wegen eines Witzes oder Grimassen. Oder Klassenbuch, da wird man eingetragen. Ich würd mit den Kindern netter umgehen als Lehrer und Witze mitmachen.

Ich hab mich mit Pillen schlechter gefühlt. Einerseits haben sie mir geholfen und andererseits nicht. Tabletten sind ungesund, aber sie helfen

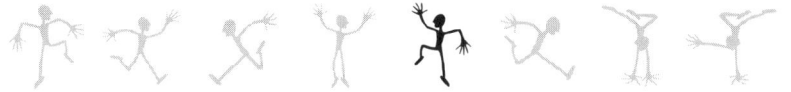

auch. Sie haben mir geholfen, ruhiger zu sein, aber die halten ja nur einen Tag, und dann ist es wieder vorbei, und das ist doof. Ich konnte mich besser konzentrieren und hab in Diktaten 'ne Eins geschrieben. Ich will der Beste in der Klasse sein, und deshalb würd ich auch Pillen weiter nehmen. Ich will nicht geschimpft kriegen. Aber gut find ich sie nicht.

Robert, Grundschüler, zehn Jahre

Wir müssen ohne Pillen auskommen. Eigentlich haben mich die Pillen gestört. Ich hab mich nicht so gut gefühlt, wie ich mich sonst gefühlt habe. Es ist, wie wenn man Rauschgift nimmt, stell ich mir so vor. Ich find es auch blöd, dass alle sagen: «Der Robert ist aber lieb geworden.» Am besten sagen sie gar nichts, und damit bin ich auch zufrieden ... Wenn ich Pillen genommen habe: «Oh, du warst heute sehr gut.» Das find ich nicht gut. Das belästigt einen doch nur.

Ich will ohne Pillen zurechtkommen. Nämlich nachher wird man richtig süchtig. Und wenn man groß wird, macht 'nen Beruf und macht es nicht gut, dann nimmt man immer mehr Pillen. Und deshalb muss ich mit den Pillen aufhören, sonst werd ich süchtig. Ich würd abhauen, wenn ich die Pillen wieder nehmen müsste.

Ich fühle mich in der Schule zurückgelassen. Ich meine, der Lehrer sagt zu den anderen immer was und zu mir, der nicht so gut mitkommt, immer: «Ja, musst besser aufpassen.» Den anderen, den Guten, sagt er: «Das ist so und so.» Er ist ganz anders zu denen. Er ist besser zu den Guten. Er erklärt es denen auch anders. Ich bin nicht allein derjenige, der unruhig ist. Da sind drei andere, die sind viel schlimmer. Da schimpft der Lehrer und stellt die dann auch öfter mal vor die Tür zur Strafe.

Unser Lehrer hat drei Lieblingskinder, und die sind für ihn immer toll, und mit denen redet er auch über private Sachen. Mit uns überhaupt nicht. Ich fänd es schon besser, wenn man mich besser versteht. Ich muss ganz schön schlucken. Wollen wir nicht mal versuchen, was zu ändern? Wir drei zusammen? Wir können doch mal die Bundeswehr holen und mit dem Panzer auf den Hof fahren und dann «bumm peng». Dann bring ich meinen Lehrer mit meinen Fäusten um, dann erwürg ich den. Äh!

Nach unserem Besuch bei Herrn Dr. Voß sprach mich eine Freundin an, die ich kurz zuvor mit unserem Sohn besucht hatte: «Hör mal, das nimmt ja beängstigende Formen an mit den Pillen. Heute Nachmittag kommt Joachim zu mir und sagt, dass er ja so schrecklich hektisch sei und deshalb schnell mal eine Pille schlucken müsste. Tut der das immer? Hat er schon so gut verstanden, dass er durch die Pillen ruhig wird?» Entsetzt sah ich sie an. Joachim forderte also nun bereits die Pillen selbst, während er sie sonst immer abgelehnt hatte. Unsere bisherige Begründung für die Pillen war gewesen: «Du brauchst Pillen, damit wir deinem Verhalten vorbeugen. Deine schlimmen Ausbrüche, die du so oft hast, willst du doch gewiss nicht bekommen. Die Pillen helfen dir, dass dich auch die anderen mögen.» Er hatte nun ganz allein herausgefunden, dass er sich mit dem Medikament veränderte. Wo sollte das nur noch hinführen?

Ohne zunächst zu wissen, wie es weitergehen sollte, entschieden wir uns nach diesem Gespräch und der neuen Erfahrung mit Joachim für das Experiment ohne Pillen. Die alten Bedenken schoben wir beiseite, und die Angst vor dem, was kommt, sollte uns nicht schrecken. Wir wollten den alten Weg der Problemlösung nicht mehr gehen und waren durch das Gespräch mit Dr. Voß auch gestärkt in der Zuversicht, andere Wege zu finden.

Diese Entscheidung blieb nicht ohne Folgen: In der Schule wurde Joachim nun wieder unruhig, unkonzentriert. Er hörte nicht mehr zu. Er ärgerte andere Kinder, war vorlaut und frech. Er leistete nicht mehr so viel wie zur Zeit der Pilleneinnahme, er wurde wieder der Clown der Klasse. Joachim prügelte sich, zerstörte und war besonders aggressiv. Er gebrauchte die ordinärsten Straßenausdrücke … Die Liste der Untaten ließe sich unendlich lange fortführen.

Zu Hause gab es wieder jeden Tag größte Ärgernisse. Seine Art, Hausaufgaben zu machen, war nervenaufreibend und lief täglich gleich ab: Joachim fragt, er schreibt, sein Bleistift fällt, er fragt, er schreibt, er feuert seinen Radiergummi in die Ecke, er piepst: «Heute

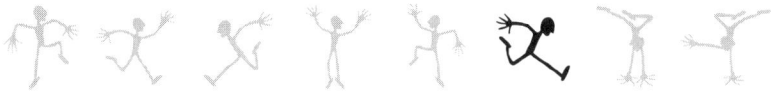

in der Schule …», er schreibt, er piepst, er radiert, er legt sich zum Schreiben auf die Erde, er radiert, die Bleistiftspitze bricht ab, spitzen, brüllen: «Immer bin ich es, dem so was passiert», er steigt auf den Schreibtisch und versucht, im Sitzen zu schreiben, wieder radiert er, er schreibt, er fragt, er wird wütend: «Immer muss ich so viel machen», er reißt die Seite aus dem Heft: «Es ist so hässlich», er fängt neu an, er legt sich aufs Bett, er strampelt, «ich bin das ärmste Kind auf der ganzen Welt», er schreibt, er läuft durch die Wohnung, spielt mit seinem Auto, er schreibt, dann: «Es ist alles so schwer», er schreibt, er zerstört den Radiergummi, er schreibt, wirft den Papierkorb um, er schreibt. Nach drei Stunden war die Prozedur endlich beendet.

Aggressionsanfälle, Zerstörungswut und auch depressives Verhalten gehörten wieder zu Joachims Alltag. Neben all diesen Schwierigkeiten kamen auch noch die Klagen der Nachbarschaft. Überall wo ich mit Nachbarn zusammentraf, wurde mir, oft sehr wütend, erzählt, was unser Sohn wieder alles angestellt hatte. Es kam auch zu Anzeigen bei der Polizei. Als achtjähriger Junge begann unser Joachim wieder einzukoten und einzunässen.

Obwohl wir für Joachims Situation ein neues Verständnis hatten und gerade die vielfältigen Einflüsse sahen, wurde unser Verhalten dem wieder sehr ähnlich, das wir jahrelang gelebt hatten und das zu unserem Chaos in hohem Maße beigetragen hatte. Und wieder schaute ich nur auf Joachim und begann ihn zum Sündenbock zu stempeln. Mir war klar: Wir mussten unserem Sohn helfen. Er hatte nur eine Chance – uns!

Ich gestand mir ein, dass wir ihn bisher schon sehr allein gelassen hatten und mit unseren Forderungen nur noch mehr den Kampf mit den Normen seines Kinderdaseins verstärkt hatten. Wir hatten alles versucht, ihn zu einem akzeptierten Bestandteil von uns selbst und anderen zu machen. Dabei hatten wir ihm jedoch sein Recht auf Andersartigkeit, Eigensinn und eigene Wahrnehmung genommen.

Er sollte ein Mensch mit Stärken und Schwächen sein dürfen. Wir mussten nur unser Miteinander ändern. Das bereitwillige Annehmen von Joachims Andersartigkeit sollte nicht gleichbedeutend sein mit «alles laufen lassen», sondern zur Achtung von Rechten aller Familienmitglieder und auch der anderen Mitmenschen führen. Joachim konnte nicht erwarten, dass Beschimpfungen, Zerstörung und Wut wortlos angenommen wurden. Er sollte Freiräume für seine Person erhalten, aber auch begreifen, dass er in einer Gruppe von Menschen lebt, die ebenfalls Rechte für sich beansprucht.

Wir mussten Verständnis für seine Lage entwickeln und gangbare Wege finden. Doch es war schwer, Ideen zu entwickeln, und noch schwerer war es, diese umzusetzen. Vertrauen in unsere Kraft half uns, unseren Weg zu finden und zu gehen.

«Wir suchen nach einem Rezept, das es nicht geben kann»

Ich verbrachte nun viele Wochen damit, mir über meine Einstellung zu den Aussagen des Dr. Voß klar zu werden. Harald hatte sich an dem Gespräch rege beteiligt. Sein Einsatz bei der Suche nach neuen Möglichkeiten war jedoch nicht besonders hoch. Er überließ es mir, und ich hielt ihn mit meinen Ideen und Ansätzen auf dem Laufenden. Harald war beruflich noch sehr eingespannt und hatte deshalb auch keine großen Chancen, gut mitarbeiten zu können.

Ich telefonierte zweimal mit Dr. Voß und erzählte ihm von meinen Überlegungen, und es tat mir gut, Bestätigung bei ihm zu finden. So wurde ich selbstsicherer und fasste den Entschluss, unsere Situation zu verändern.

Tag für Tag saß ich zu Hause still am Küchentisch: eine Tasse Kaffee, ein Blatt Papier und einen Stift vor mir. Manchmal starrte ich eine ganze Weile vor mich hin, ohne einen klaren Gedanken fassen zu können. Manchmal schrieb ich spontan etwas auf, was ich dann schnell wieder verwarf, da es mir nicht richtig erschien. Doch fand ich auch viele wichtige Gedankenansätze für unseren neuen Lebensweg.

So stellte ich mich z. B. vor die Wahl:

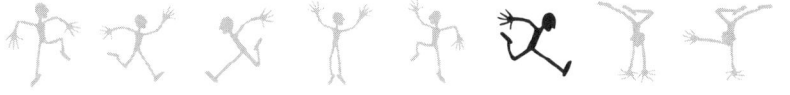

Liebe die Lebenssituation, in der du dich befindest!

Verlass die Lebenssituation, in der du dich befindest!

Ändere die Lebenssituation, in der du dich befindest!

Da ich weder mein belastendes Leben lieben noch meine Familie verlassen wollte, musste ich konsequenterweise die Situation ändern.

Nur – wie sollte das gehen?

Ich hatte Angst vor all dem, was kommen würde. Ich war mir gar nicht so sicher, ob wir alles bewältigen konnten. Ich erlebte diese Angst wie eine schleichende Bedrohung, die sich auf leisen Sohlen an mich herantastete. Diese Angst streute ihre Saat still und unvermittelt, entfaltete ihre gesamte dramatische Kraft. Ich empfand Panik, wollte die Flucht antreten.

Irgendwer erinnerte mich an die Frage: «Wie isst du einen Elefanten?» Die Antwort «Indem du ihn in ganz kleine Stücke schneidest und Stück für Stück isst», zeigte mir den Weg. Das hieß für mich, konsequent kleine Maßnahmen einzuplanen und nach dem Motto: «Ein steter Tropfen höhlt den Stein» vorzugehen.

Wir konnten Zufriedenheit nicht dadurch erreichen, dass wir uns nur auf Joachim konzentrierten, sondern wir mussten die Familie, Schule und die Umwelt miteinbeziehen.

In unserer Familie wollten wir dafür sorgen, dass unser Sohn mit all seinem Für und Wider akzeptiert und von uns in seinem Selbstwertgefühl gestärkt würde. Eine ruhige, liebevolle, verstehende, aber auch folgerichtige Erziehung sollte Grundlage sein. Ein geregelter, überschaubarer Tagesablauf sollte uns dabei vor allem helfen. Ich als Mutter wollte Joachim nicht mehr zu einer Hauptaufgabe in meinem neuen Leben erklären, sondern meine eigene, persönliche Entwicklung forcieren. Für unsere Partnerschaft hatten wir neue Ideen, wie diese wieder belebt und harmonisiert werden konnte. Wir wollten eine Eltern-Kind-Therapie beginnen, um unseren Anteil an Joachims Problemen besser kennen zu lernen.

Für die Schule hatten wir zum Grundsatz erklärt, zu akzeptieren, dass Joachim nicht so leistungsstark wie andere Kinder ist und ihm deshalb zu Hause und in der Schule ein Schonraum eingeräumt werden müsste. Die Lehrer und auch wir wollten mehr unseren Blick auf das Sozialverhalten richten. Dies sollte ihm helfen, seine Beziehungen in der Familie, in der Schule und in seiner anderen Umwelt zu verbessern. Eine stärkere Zusammenarbeit zwischen Eltern und Lehrer war Grundbedingung, um Joachim einen festen Boden für Veränderungen geben zu können. Das gegenseitige Akzeptieren einmal getroffener Entscheidungen forderte Eltern und Lehrern eine besondere Toleranz ab.

Damit auch andere Eltern, die mit ähnlichen Schwierigkeiten zu kämpfen hatten, aber auch zum Beispiel Großeltern, Nachbarn, Freunde etc. anders wahrnahmen und auch ihr Verhalten änderten, setzten wir uns das Ziel, Verbündete zu finden. Wir wollten mehr Hilfe im täglichen Leben für uns und andere Eltern. Wir waren überzeugt davon, dass ein Kreis von Eltern Therapieplätze und Alternativen zur Pille Wirklichkeit werden lassen könnte. Wir waren überzeugt, dass dies der richtige Weg war.

Vorbei war die Zeit, die mich blind machte für mögliche Lösungen, vorbei die Zeit der Höllenerfahrung, der Einsamkeit, Verlassenheit und des Schmerzes, vorbei die Zeit, in der ich aus Aggressionen heraus ungerecht war und Hemmungen mich unberechenbar gemacht hatten.

Die Zeit der großen Veränderungen

Mithilfe der vielen Gedanken, Gespräche und Verhaltensweisen in Richtung Veränderung verstanden wir auch Joachims Probleme besser, sodass wir selbst im höchsten Maße davon überrascht waren. Wir erkannten, dass in uns selbst manches durcheinander geraten war und neu geordnet werden musste. Für mich war es eine bittere Erfahrung zu erkennen, dass ich meine ureigene, persönliche Entwicklung der Kinder wegen zurückgestellt hatte, sie (die Kinder) zu meinem Lebensinhalt gemacht hatte.

Ich begann, in mich zu horchen, und ganz allmählich entdeckte ich

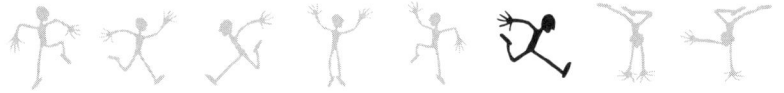

meine Interessen wieder. Ich habe schon immer gern gelesen. So badete ich jetzt regelrecht in Geschichten, Romanen, Sachbüchern. Ich kochte mal was aus der Dose und las. Ich verkroch mich abends ins Schlafzimmer und las. Dann begann ich zu töpfern, zu batiken, zu nähen und basteln. Ich schrieb Referate, Geschichten oder Märchen. Ich kochte herrliche Menüs für Gäste, die ich mir mit viel Sorgfalt aussuchte, und konnte mich berauschen an dem wunderschönen Abend. Ich machte ausgedehnte Spaziergänge im Wald oder in der Stadt. Ab und zu kaufte ich mir eine kleine, niedliche Nichtigkeit. Ich ging mit einer Freundin aus, redete und schwatzte nach Herzenslust. Kino, Konzerte, Theater waren ganz besondere Abwechslungen. Ich besuchte Seminare und Fortbildungsveranstaltungen. Ich brach aus meinem Alltag aus. Ich betete still, wenn mich die Freude oder auch der Schmerz ereilte. Meinem immer schon da gewesenen Wunsch, mich mit esoterischen Fragen auseinander zu setzen, ging ich jetzt nach, und so kam ich zu autogenem Training und Meditation. Dies alles half mir, zu einer großen Ruhe und Ausgeglichenheit zu finden. Ich baute mir eine neue Lebensphilosophie auf und war zufrieden. Ich hatte Lebensinhalte entwickelt, die über meine Aufgabe «Joachim» hinausgingen und mich erfüllten. Ich war wie neugeboren.

Harald und ich erkannten, dass wir für unsere Zweisamkeit mehr tun mussten. Wir gönnten uns ein paar Tage Urlaub ganz ohne Kinder. Wir gingen häufiger gemeinsam aus. Mit Freunden verbrachten wir viele lustige Abende. Ich ließ Harald mehr und mehr in die Entwicklung der Kinder eingreifen. Ich erkannte, dass sein logischer Verstand sehr oft praktische Lösungen für unsere Probleme fand, und ich war glücklich festzustellen, dass wir den neuen Weg gemeinsam gingen. Harald wurde viel toleranter zu den Kindern, und ich versuchte mein konsequentes Handeln zu vertiefen. Niemand musste mehr auf seiner Einstellung beharren. Wir verstanden uns mit der Zeit auch ohne Diskussionen. Liebe, Vertrauen und Nähe ließen uns wieder zusammenfinden.

Die Geschwister, die bislang Joachim als große Belastung empfunden hatten und keine Gelegenheit ausließen, mit ihm zu streiten, wurden durch unser Beispiel verständnisvoller seinen Schwächen gegenüber. Sie bemühten sich, seine Eigenheiten zu akzeptieren. Außerdem waren sie sehr zufrieden, dass auch sie nun von uns wieder mehr Beachtung fanden, und dies führte dazu, dass sie unser Tun voller Begeisterung unterstützen wollten.

Wir alle nahmen die neuen Orientierungen überzeugt an, und jeder half nach Kräften. Wir waren voll positiver Haltung zu allem, was wir taten, und all unser Tun führte zu einem erregenden, freudigen Begreifen unserer Möglichkeiten.

Viel später, nachdem wir unsere wichtigsten und schwersten Schritte auf dem neuen Weg schon getan hatten, vertieften wir unsere Erfahrungen in einer Therapie. Sie wurde zu einer guten Stütze im Begreifen unserer seinerzeitigen Situation, aber auch im Erkennen, dass unsere Veränderungen der richtige Ansatz waren.

Dass unser positives Denken und unsere Verhaltensweisen nicht automatisch auch unsere Mitmenschen verändern konnten, war uns klar. Hier setzten wir darauf, dass viele betroffene Eltern sich zusammenschließen würden. Wir mussten zu unserer Überraschung feststellen, dass die unangenehmen Fragen, die uns weiter von Mitmenschen gestellt wurden, oder auch offene Kritik und Zurückweisung uns kaum noch in unseren Gefühlen für Joachim schwankend machen konnten. Die Anerkennung der uns umgebenden Personen war nicht mehr so wichtig, da wir selbstbewusster waren und, inzwischen mit einer guten Portion Selbstwertgefühl ausgestattet, unseren Alltag bewältigen konnten.

Ein ganz wichtiger Schritt auf dem Weg zu einem neuen Familiengefühl war es, unsere neue Einstellung auch Joachim zu vermitteln, und zwar in unserem Umgang mit ihm.

Ich begann damit, indem ich mir einmal die liebenswerten Charaktermerkmale unseres Sohnes aufschrieb:

Charmant, lustig, voller Lachen, einfallsreich, phantasievoll, liebevoll, schlagfertig, aufgeweckt, verblüffend logisch, begeisterungsfähig.

Diese vielen erfreulichen Charakteristika, verbunden mit den Eigenschaften, die ihn aus der Masse der Kinder heraushoben, präsentierte uns eine Persönlichkeit, die so bunt und interessant war, dass wir als Eltern mehr als zufrieden sein konnten. Hier wuchs unser Sohn zu einer Persönlichkeit heran, die individuell und auffallend

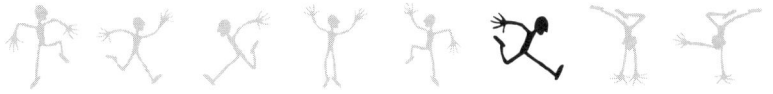

war. Sollten wir dies alles opfern für das Ziel des angepassten, funktionierenden Einheitsprodukts? Gab es nicht auch vor hundert Jahren Kinder, die ähnlich wie Joachim waren? Was war aus solchen Menschen geworden? Ich war sicher, dass diese dann die Künstler, Maler, Sänger, Musiker, Schauspieler, Artisten, Clowns, Erfinder oder Eigenbrötler und Aussteiger jener Generation waren. Menschen, die nicht in eine Schablone passten und der lebenden Generation erst ihre Farbe und ihren Liebreiz gaben.

Dies waren Überlegungen, Joachim so zu akzeptieren und zu tolerieren, wie er war. Sie halfen uns auch, die neue Einstellung zu festigen.

Von heute ab würden wir das Selbstwertgefühl unseres Sohnes stärken. Er sollte klar erkennen: «Ich bin ein toller Junge und bedeute meinen Eltern, so wie ich bin, mehr als alles andere auf der Welt.»

Oft bekamen wir von anderen zu hören: «Wieso Selbstwertgefühl stärken? Der strotzt doch vor Selbstbewusstsein.» Diese Menschen merkten nicht, dass Joachims so genanntes Selbstbewusstsein nur aufgesetzt war. Er überspielte seine Unsicherheit. Endlich hatten wir dies jedoch begriffen. Joachim hatte in seinem kurzen Leben bereits so viel an Frustration erleben müssen, dass ihn selbst kleine Kritik umwarf. Deshalb auch seine dauernden Zornesausbrüche. Ein neues, fundiertes Selbstwertgefühl würde viele unserer Schwierigkeiten im Zusammenleben verändern.

Wir stärkten ihn, indem wir immer wieder sagten, wie gut es sei, dass er andere Wege kenne, dass er doch schon begonnen habe, Situationen im Leben zu meistern, dass er pfiffig sei und sich gewiss auch ohne Streit und Prügel aus der Affäre ziehen könne. Wir erzählten ihm, dass auch wir manchmal Schwierigkeiten mit anderen Menschen haben und gern losprügeln wollten, dass es eigentlich allen Menschen so gehe, aber wir lernen mussten, mit der Wut umzugehen, dass Konflikte nicht mit Prügel zu lösen seien. Dann überlegten wir, was er tun könne, wenn er in eine verzwickte Lage käme. Kritik übten wir nicht. Er erhielt nur Lob dafür, dass er es doch schon besser gemacht habe als bisher.

Lange Zeit lobten wir, wo niemand anders gelobt hätte. Sehr oft stärkten wir ihn, wo andere Strenge erwarteten. Immer wieder trösteten wir ihn, wo andere Strafen forderten.

Dies alles war nicht einfach, jedoch noch viel schwieriger war, unseren Vorsatz der liebevollen, ruhigen, aber konsequenten Erziehung beizubehalten. Seinen eigenen Willen und seine Andersartigkeit zu achten, jedoch zugleich seine Bedürfnisse und die Rechte von anderen zu wahren, war kein leichtes Unterfangen. Deshalb war unser oberstes Gebot, folgerichtig auf Joachims Handeln zu antworten. Ich bemühte mich, sehr ruhig und sachlich zu reagieren und meine Rechte zu wahren. Ich überließ es auch unseren größeren Kindern, Joachim zu zeigen, dass sie reagieren, wenn er sie ärgert.

Eine kleine Weile klappte dieses neue Verhalten, dann verfiel ich wieder in das alte Fahrwasser. Ich erhob die Stimme und den Zeigefinger. Ich ließ wieder unerträgliche Beweise von Joachims Tyrannei durchgehen, mahnte ihn, bat ihn. Ich verpasste es, auf seine Aktionen angemessen zu reagieren. Also musste ich mir Brücken bauen. Krücken, Hilfen, die mich erinnerten, woran ich denken musste. Drei dieser besonders hilfreichen Brücken möchte ich hier erwähnen.

Als Erstes diente mir das schon erwähnte Blatt mit Joachims positiven Eigenschaften. Ich hatte es mir hübsch bunt angemalt, mit großen Buchstaben versehen und an das Küchenbrett geheftet. Immer wieder, wenn ich mich über ihn ärgerte oder mich dabei ertappte, ihn auszuschimpfen, statt ruhig zu handeln, sah ich mir erst einmal dieses Blatt an. Es half mir über viele schwierige Situationen hinweg.

Die zweite Krücke waren zwei Hefte. Ein rotes und ein blaues. In das rote Heft schrieb ich jeden Abend meine Sorgen, meine Wut sowie Ärger hinein. In das blaue meine Wünsche, meine Liebe und Freude.

Anfänglich fiel mir für das blaue Heft nichts ein. Ich war überzeugt davon, dass ich nichts Schönes am Tag erlebt hatte. Ich ließ mir die Ruhe, bis mir wenigstens eine Eintragung gelang. So merkte ich, dass bei uns auch Freude und Spaß zu Hause waren. Gewiss, das Positive an einem Tag zu finden, den man als besonders negativ in Erinnerung hat, ist nicht einfach. Es geht jedoch, und es bewirkt Erstaunliches. Immer mehr schrieb ich in das blaue Heft und immer weniger in das rote. (Eine positive Denkweise ist ein schönes Gefühl. Es beschwingt,

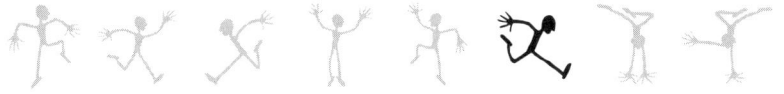

macht frei und glücklich.) Ich erlebte Schönes und nahm das Schlechte nicht mehr so stark wahr. Ich erkannte jetzt in vielen Situationen auch das Gute.

Meine dritte Krücke, in der liebevollen, ruhigen, aber konsequenten Erziehung nicht zu versagen, war ein Blatt mit Regeln.

Auf der linken Seite des Blattes wurden all die Regeln aufgezeichnet, die Joachim unter allen Umständen einhalten musste. Es waren sorgfältig ausgesuchte Regeln. Ich hatte verstanden, dass er nur wenigen wirklich nachkommen konnte, und ich wollte ihn nicht wieder überfordern. Ich überlegte mir also, welche Grundsätze am Tag befolgt werden müssten, damit mein Nervenkostüm nicht zu stark strapaziert würde. Ich entschied mich für die Regeln zu Zeiten, Essgewohnheiten sowie das Erledigen der Hausaufgaben. Dies war für Joachim mehr als genug, und ihr Einhalten wurde dann auch von mir verlangt. Bei Fehlverhalten wurde er von mir ohne Worte, ohne Säuernis aus dem Raum geführt. Seine Anfälle beeindruckten mich nicht mehr. Später ging er sogar freiwillig aus dem Zimmer und kam recht schnell zurück, um wieder am Familienleben teilzunehmen.

Zum Beispiel bestand für Joachim ein großes Problem darin, so zu essen, dass uns anderen am Tisch nicht der Appetit verging. Er manschte derart in seinem Essen herum, dass immer wieder die Hälfte neben dem Teller lag. Soße oder Suppe verteilte er auf Tisch, Wand und Hose. Auf jedes Gericht wurden riesige Mengen Ketchup geschüttet und anschließend genüsslich zu einem Brei verschmiert.

Bislang hatten wir stets gemahnt, geschimpft und manchmal geschlagen. Heute erklärten wir: «Joachim, dir scheint es gut zu schmecken. Ich finde es gut, dass du mit Appetit essen kannst. Du sollst dies auch gerne tun dürfen. Hier hast du Ketchup, Mayonnaise, Senf, deinen Teller mit dem Essen und dein Besteck. Geh in dein Zimmer und iss dort weiter. Du kannst nach Herzenslust essen, wie du willst und wie es dir Freude macht. Uns gefällt diese Art zu essen nicht besonders. Jedoch hast du ein Recht darauf, so zu essen, wie du willst, aber bitte nicht in unserem Beisein. Wenn du dich nach uns richten willst, darfst du gern wiederkommen.»

Auf der rechten Seite des Blattes standen all die Dinge, über die ich hinwegsehen wollte. Dies waren zunächst sehr viele. Hin und wieder konnte ich einige der rechten Seite auf die linke Seite unseres Blattes übertragen.

Joachim begriff mit der Zeit, was hinter unserer neuen Einstellung stand, und nahm diese an, indem er mit vielen neuen Verhaltensweisen reagierte.

Wir lobten ihn. Wir bewunderten ihn um seine Schlagfertigkeit. Wir lachten mit ihm. Wir staunten über seine Phantasiegeschichten. Wir erfanden mit ihm Schauermärchen. Wir konnten miteinander wütend sein, ohne dabei den anderen seelisch zu verletzen. Wir überlegten, wie wir die Wut wieder verschwinden lassen könnten. Hierzu fiel vor allem Joachim sehr viel ein. Wir vermittelten Joachim bei allem, was er tat: Wir verstehen dich.

Verständnis für seine Schwächen hielt uns nicht davon ab, ohne viele Worte auf Einhaltung der gesetzten Regeln zu bestehen. Es gab keine Vorwürfe, nur Hinweise und Hilfen.

Einen überschaubaren, geregelten Tagesablauf einzuführen, war eine Veränderung, die uns nicht leicht fiel. Bislang hatten wir einen sehr spontanen Ablauf. Wir handelten nach den täglichen Bedingungen und richteten uns ganz nach Laune ein. Dies führte dazu, dass Joachim sehr oft nicht wusste, was in den nächsten Stunden passieren würde.

Wir begannen nun am Abend mit ihm zu besprechen, was am nächsten Tag alles anliegen würde. Wir bereiteten ihn darauf vor, was alles passieren würde. Wir sagten ihm genau, wann er aus der Schule kommt, was es zu essen gibt, wie wir danach die Hausaufgaben regeln und ob er dann frei spielen kann. Wir hatten uns diesen Tagesplan sorgfältig überlegt und hielten ihn nach Kräften ein.

Ihm half dies sehr, sich zurechtzufinden. Schreianfälle waren jedoch nicht zu vermeiden, wenn der geplante Ablauf einmal durcheinander geriet. Allerdings brachte uns dies nicht mehr aus der Fassung, und mit der Zeit nahmen sie mehr und mehr ab.

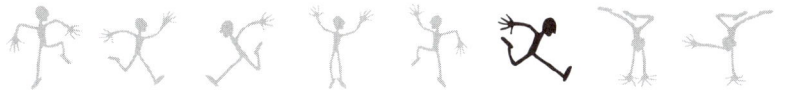

«Nicht für die Schule, sondern fürs Leben lernen wir»

Wir hatten bisher die übliche Einstellung zur Schule. «Unser Kind soll es besser haben. Es soll nicht auf der Strecke bleiben.» Hier haben wir ebenfalls umgelernt. Wir haben begriffen, dass alle Zukunftssorgen uns nur davon abhielten, das Heute zu sehen. Joachim jetzt und hier war wichtig. Heute mussten die Probleme gelöst werden. Was morgen ist, wird morgen gelöst. Was half das beste und schwer erkämpfte Ausbildungsziel, wenn Joachim als Mensch mit seinen Gefühlen und Ängsten auf der Strecke blieb. Außerdem galt es zu akzeptieren, dass unsere Kinder unter Umständen einen geringeren Lebensstandard haben würden. Aber deshalb müssen sie noch lange nicht unglücklich sein!

Wir hatten bislang aus falschem Schamgefühl zu verstecken versucht, dass Joachim nicht dem Idealbild eines Kindes entsprach. Wir fühlten uns als Versager bei einem solchen Eingeständnis. Das war falsch. Vertrauen sollten wir haben in die Zukunft. Vertrauen in die vielen positiven Fähigkeiten unseres Sohnes und in die gesunde Menschenkenntnis der Ausbilder.

Wir ließen uns nicht mehr von den hochgezogenen Augenbrauen beeindrucken, wenn wir von Joachims Schulkarriere sprachen. Wir akzeptierten, dass Joachim lediglich die Hauptschule durchlaufen würde; dies vielleicht sogar nur mit Mühe. Wir würden sogar die Sonderschule billigen. Denn wir verstanden, dass Intelligenz allein nicht reicht, sondern dass sie gepaart sein muss mit der Fähigkeit, diese Intelligenz in den verschiedenen Lebensräumen einzusetzen. Eine solche integrierende Fähigkeit hatte Joachim noch nicht, und wir wollten ihm helfen, diese zu entwickeln.

Was sich in den Unterrichtsstunden abspielte, konnten wir ihm nicht nehmen. Er musste lernen, sich zu arrangieren. Allerdings konnten wir ihm den Leistungsdruck nehmen und die Freude am Lernen zu Hause wieder nahe bringen. Er sollte so unbeschadet wie irgend möglich die Schulzeit durchstehen, und wir wollten Verständnis, Einfallsreichtum, Witz und Freude einbringen, damit dies gelinge.

Wenn er nach Hause kam, ließ ich ihn zunächst in Ruhe. Wortlos, aber sehr liebevoll streichelte und küsste ich ihn. Einige Zeit später sagte ich ihm, dass ich mich freue, ihn zu sehen. Ich erzählte ihm, dass ich das Mittagessen speziell für ihn ausgesucht habe, damit er sich so recht wohl fühle nach der großen Anstrengung in der Schule. Er verkroch sich in sein Zimmer und spielte, kreischte, hüpfte oder brüllte wütend herum. Ich sagte ihm, dass ich ihn verstehen würde. Es dauerte oft drei Stunden, bis er ruhiger wurde. Nun begann wieder eine schwere Zeit: die Hausaufgaben. Er brauchte eine Dreiviertelstunde, um acht bis zehn Worte zu schreiben. Ich erklärte ihm, dass er die Aufgaben machen müsse und ich ihm helfen wolle, soweit ich könnte. Er bat mich dann fast immer darum, ihm doch den Rücken zu massieren, seine Schulter beruhigend zu klopfen, den Kopf zu kraulen, etwas Süßes oder etwas zu trinken zu bringen, ein wenig Musik zu hören, ihn liebevoll zu drücken oder auch einmal mit ihm herumzutollen. Ich erfüllte ihm diese Wünsche. Er brauchte viel Zeit, jedoch klappte es immer besser. Nachdem er fertig war, konnte er absolut frei über seine Zeit verfügen, es sei denn, es war etwas anderes ausgemacht worden. Auf die Ausführung der Hausaufgaben legte ich wenig Wert. Es war zunächst einmal nur wichtig, dass er sie überhaupt machte. Später entwickelte er Ehrgeiz, verbesserte sich leistungsmäßig und führte die Aufgaben auch sorgfältiger aus.

Als sehr belastend empfand ich es, dass Joachim so viele Strafarbeiten aufbekam. Es verging kaum ein Tag, da er nicht eine Strafarbeit erledigen musste. Wenn er zusätzlich auch noch die Hausaufgaben «vergaß» zu machen, wurde der nächste Tag zur Qual. Ich half ihm nach Kräften, diese Qual zu überstehen. Er bekam von mir nie Vorwürfe für erteilte Strafarbeiten zu hören.

So lernten wir beide, Geduld zu haben. Sich ruhig und gelassen um etwas zu bemühen und auch winzige Erfolge zu sehen und anzuerkennen.

Um Joachim das tägliche Einerlei mit all seinen Problemen in der Schule zu erleichtern, suchten wir die Zusammenarbeit mit seiner Lehrerin. Dies war ein schwieriges Unterfangen. Wir trafen auf eine Lehrerin, die eigene Gesetze für den Schulunterricht hatte und wenig

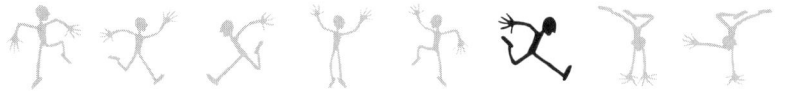
geneigt war, Joachims Schwächen anzuerkennen. Sie unterstellte ihm Boshaftigkeit. Wir gaben es jedoch nicht auf, ihr zu erklären, worum es ging. Wir traten ihr entgegen und stellten Erwartungen an sie. Allmählich kam sie unseren Erwartungen entgegen. Sie setzte Joachim im Unterricht klare Grenzen. Wir achteten ihre Entscheidungen über Joachims Verhalten und stärkten Joachim bei der Einhaltung der Konsequenzen. Zum Schluss der Grundschulzeit konnten wir feststellen, dass das Miteinander durch die gegenseitige Akzeptanz durchaus zufrieden stellend ausgefallen war.

«Auch die Umwelt muss sich ändern»

Wir alle in unserer Familie hatten einen großen Sprung vorwärts geschafft, wir hatten unser Bewusstsein verändert und so vieles möglich gemacht. Unsere Umwelt war nach unserem Verständnis jedoch stecken geblieben. Wir bemerkten festgefahrene Vorstellungen bei unseren Mitmenschen, die nicht mehr in unser «Bild» passten: **Man** darf keine Probleme haben. Wer Probleme zugibt, ist ein Versager. **Man** muss Erfolge aufweisen. **Man** muss gut verdienen. **Man** muss ein Haus haben, große Autos fahren und weite Urlaubsreisen machen. **Man** muss erreichen, dass die Kinder das Abitur machen und studieren. **Man** muss zu anderen freundlich sein. **Man** muss auch Distanz wahren. **Man** muss die Bedingungen unserer Leistungsgesellschaft erfullen.

Heute können wir den Erwartungen der Umwelt durch unsere neue Lebenseinstellung entgegentreten. Die weiterhin ausgesandten Signale unserer Mitmenschen verletzten uns nicht mehr so stark. Die Folge war jedoch, dass wir nunmehr noch weniger verstanden wurden als vorher: «Ihr macht alles falsch.» – «Ihr seid an eurem Elend selber schuld.» – «Schaut, wie ihr zurechtkommt.»

Isolation unserer Familie war die Folge. Die ganzen Jahre zuvor waren wir Außenseiter, weil unser Sohn nicht in unsere Umwelt passte. Nun waren wir allein, weil unser anderes Verhalten gegen die «herrschenden» Normen verstieß. Auch von unseren Freunden fühlten wir uns nicht verstanden. Sie hatten ebenfalls festgefahrene Meinungen und Verhaltensweisen, die sie nicht ändern wollten. Dies führte häufig zu Missverständnissen und Diskussionen und letztlich zu einer langsamen Auflösung einiger Freundschaften. Lediglich ein sehr kleiner Kreis von Menschen, der uns in unserer Veränderung verstehen konnte, blieb uns erhalten. Hier fanden wir Hilfe und Unterstützung für unser Vorhaben.

Was aus unserem Abenteuer geworden ist

Joachim lebt jetzt vier Jahre ohne Pillen. Wir alle haben uns verändert. Sicherlich, Joachim ist ruhiger geworden, aber dennoch ist er ein lebhaftes Kind. Er ist spontan, interessiert und lustig. Er hat noch einige Schwächen, und seine Schulleistung ist begrenzt. Es kommen noch Wutanfälle vor, auch von kleinen Streichen in der Familie, Schule oder Umwelt ist er nicht freizusprechen.

Jedoch ist alles in der Schärfe der Ereignisse abgeschwächt. Wir sind heute froh, dass er sich vernünftig innerhalb des Ortes mit seinem Fahrrad bewegt, dass er bei einigen Kindern ein gern gesehener Gast ist, dass er beliebt ist wegen seiner Einfälle und Begeisterungsfähigkeit, dass er kernig und treffend Spiele in der Umgebung organisiert, dass er mit seinen Geschwistern besser auskommt, dass er in der Schule disziplinierter geworden ist, dass er bereit ist, sich anzustrengen und auch Ehrgeiz entwickelt, dass er sehr viele Situationen beurteilen kann und ruhiger handelt, dass er mit seinen Geschwistern allein gelassen werden kann und auch zeitig genug zu Bett geht, ohne gedrängt werden zu müssen, dass er fast nicht mehr einkotet und einnässt.

Wir haben um diesen Jungen keine Angst mehr. Mit seiner Kämpfernatur, mit seiner Phantasie, mit seiner Begabung, Menschen zu erkennen und für sich zu gewinnen, mit seiner Pfiffigkeit und Bauernschläue, mit seinem Charme, mit seiner offenen, unverkennbar ehrlichen und positiven Einstellung zum Leben ist uns um ihn nicht mehr bange. Er wird seinen Weg gehen.

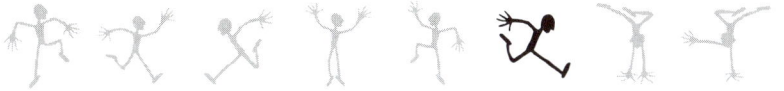

In den vielen Jahren haben wir erkannt, dass alle Eltern ihre ur-eigenen Auseinandersetzungen und Erfahrungen mit Kindheit, Ehe, Familie und Umwelt haben, dass unsere Erlebnisse jedoch vielfach sehr ähnlich denen anderer Eltern sind.

Wir haben begriffen, dass wir uns selbst ändern mussten, dass unsere Gefühle und Phantasie gefordert waren, damit Joachim Chancen hatte, mit seiner Störung, seinem Anderssein fertig zu werden, und dies führte tatsächlich zu Veränderungen bei Joachim.

Die positive Einstellung zum Kind war unser Schlüssel zur neuen Wirklichkeit. Krankheit als Begriff für Joachims Störung wurde von uns nicht mehr akzeptiert. Die Pillen waren absolut passé. Das Akzeptieren der ärztlichen Diagnose hatte uns nur in Passivität und Resignation geführt. Wir mussten begreifen lernen, dass wir uns abhängig gemacht hatten von den ungeschriebenen Gesetzen unserer Gesellschaft. Wir mussten lernen, zu unseren Fehlern zu stehen, uns zu akzeptieren und zu tolerieren. Sich selbst, den Partner und das Kind wieder zu lieben als die unvollkommene Person, die es ist und deshalb gerade so liebenswert wird.

Unsere damaligen Argumente klangen seinerzeit logisch. Heute sind sie für uns unannehmbar geworden. Denn wir erkannten, dass wir uns nur selbst beweihräuchert hatten. Unsere Überzeugung, alles zu tun und getan zu haben, hielt uns davon ab, uns infrage zu stellen. Wir waren damals dazu nicht in der Lage und verschlossen die Augen vor den ungezählten Malen, in denen wir, von der Richtigkeit überzeugt, unser Kind erzogen und nicht verstanden haben.

Uns selbst infrage zu stellen, uns mit den eigenen, tief verwurzelten Schwierigkeiten auseinander zu setzen, uns zu öffnen für die in unserem Unterbewusstsein sitzenden Verhaltensweisen, die unser Leben prägten, uns selbst, den Partner und das Kind einmal mit einer anderen Brille zu sehen, all dies fiel uns so schwer. All dies war zutiefst verletzend. Es tat weh. Wir weinten. Wir trotzten. Wir schoben es beiseite. Doch dann verstanden wir. Als wir dann auch endlich so fühlten, wie wir verstanden, da kostete es auch keine Kraft mehr. Wir konnten leicht und sicher unser Leben mit den Kindern und mit Joachim leben.

Und wie sieht Joachims Welt heute aus? Joachim würde sagen: «Alles paletti.» Wir Eltern hätten es nie für möglich gehalten, wie sich alles, nach so viel Schmerz, so positiv entwickeln konnte.

Joachim hat seinen Hauptschulabschluss 10. Klasse der Gesamtschule erhalten. Dieser war eher ausreichend als befriedigend, aber es war ein Abschluss. Joachim war das jüngste unserer drei Kinder, deshalb war das Thema Schule und Schulabschluss für mich nicht neu. Aber ich kann versichern, mit Joachim war dies ganz und gar anders, ein Abenteuer, ein Experiment, ein Akt der Schwerstarbeit.

Es gab Höhen und Tiefen. Ich mache symbolisch ein Kreuzzeichen und sage danke, da wir mit dem Ende der Schulzeit einen weiteren Lebensabschnitt mit unserem Sohn beenden konnten. Jetzt erwartete Joachim ein anderes Leben, das Erwachsenenleben. Dieses Leben ist im Vergleich zum Schulleben völlig anders. Es fordert mehr Eigenverantwortung, die Entscheidung, das Leben in die eigenen Hände zu nehmen.

Joachim entschied sich zunächst dafür, die Ausbildung zum Koch zu machen und fand einen Ausbildungsplatz in einem der besten Restaurants im Kreis Düren. Bereits nach vier Wochen war der große Einbruch da. Er war dem enormen Druck, den vielen Stunden in der hektischen, anspruchsvollen Küche nicht gewachsen. Hätten wir vorab nicht so viele positive Erfahrungen gemacht, hätten wir damals nicht schon so viel gelernt, es hätte uns wieder in die Depression führen können.

Joachim konnte jedoch klar formulieren, was er stattdessen wollte. Er bewarb sich um einen Ausbildungsplatz in der Papierindustrie, um dort eine handwerkliche Grundlage zu erhalten. Anschließend wollte er den Zivildienst im Rettungsdienst absolvieren und danach eine Ausbildung zum Rettungsassistenten antreten.

Diese Vorstellung hat er dann konsequent verfolgt und seine Ziele

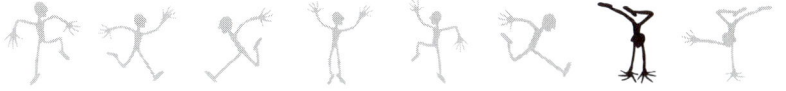

erreicht. Er hat seine Lehre mit einem befriedigenden Abschluss zu Ende gebracht. Er ist aktives Mitglied der Freiwilligen Feuerwehr und hat auch hier schon einige Ausbildungen mitgemacht. Inzwischen bildet er sogar selbst die Kinder und Jugendlichen als Leiter der Jugendfeuerwehr aus.

Wir wissen: Joachim bewältigt sein Leben.

Er hat Vorstellungen, verfolgt diese konsequent und zielgerichtet und ist dabei ehrgeizig. Er kann mit Geld umgehen, ist sozial eingestellt, hat Ideale und die Bereitschaft, sich für seine Ideale einzubringen. Er kennt wiederum auch seine Grenzen und bewegt sich in diesem Rahmen sicher und selbstbewusst.

«Alles paletti»

Joachims Geschichte und seine Weiterentwicklung drückt sich rückblickend für mich in der Zeichnung auf Seite 116 ganz besonders aus. Im Alter von ungefähr 12 Jahren hat er diesen wunderschönen Clown gemalt, dessen wunderbare Buntheit man leider im Schwarzweißdruck nicht sehen kann. Er nannte ihn «Clown der Liebe und des Friedens».

Ich interpretiere ihn so, dass er genau dies heute empfindet und sein nunmehr harmonisches Dasein den anderen Mitmenschen widmet. Für mich war dies die schönste Belohnung und das Erhebendste, was ich bis dahin erlebt hatte.

In der Rückschau beschäftigt mich immer noch die Schuldfrage: Wir Eltern werden in Bezug auf unser «hyperaktives» Kind immer wieder damit konfrontiert. Es wird uns suggeriert, dass wir all das Elend, die Probleme mit dem Kind selbst schaffen und somit auch alleine ändern können und müssen. Kaum einer will Anteil an den schwierigen Situationen haben, geschweige denn Verantwortung mittragen. In einer äußerst komplexen Welt, in der wir Ursachen (warum verhält sich Joachim so? – Gene, Umwelt u. a.) und Wirkungen (er verhält sich aggressiv, hyperaktiv etc.) nicht genau bestimmen können. Wir

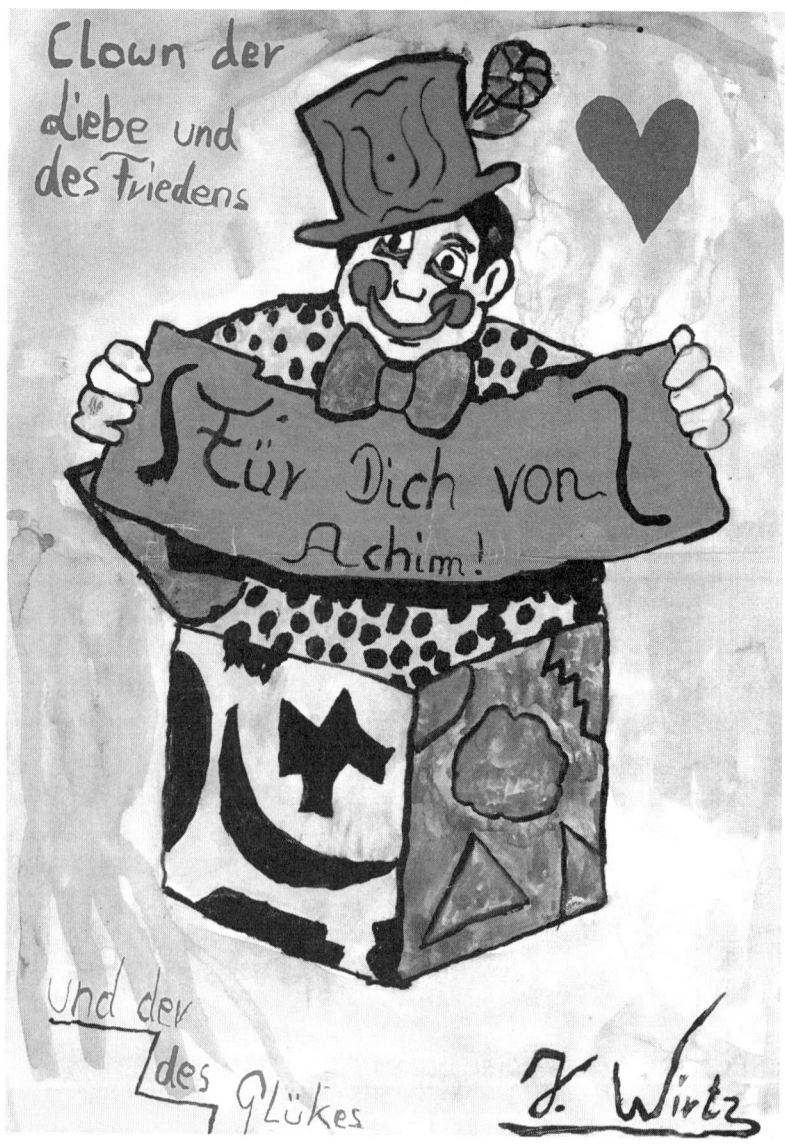

Eltern müssen unser Kind verstehen lernen und führen. Zugleich müssen wir uns gemeinsam mit dem Kind in einer verständnislosen Umwelt behaupten.

Als Mutter eines inzwischen erwachsenen Sohnes, der «hyperak-

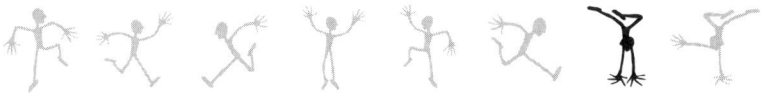

tiv» und hochproblematisch war, muss ich in der Reflexion sagen, dass es nicht darum gehen kann, Eltern die Schuld für die Schwierigkeiten zu geben. Ich muss für mich feststellen, *dass sich eine Schuldfrage für die Problematik überhaupt nicht stellt.* Einzig und allein muss die Frage aufgeworfen werden, ob die Mitmenschen, die mit der Problematik konfrontiert wurden, sich der Situation angemessen verhalten haben und ihren Teil der Mit-Verantwortung tragen. Einseitige Beschuldigungen, an wen auch immer, erweisen sich stets als falsch. Ganz bestimmt jedoch die einseitige Beschuldigung der Eltern. Ohne irgendeine Ausbildung mit den Problematiken umzugehen, nur angeklagt und allein gelassen, versuchen wir verzweifelt, mit allem irgendwie zurechtzukommen.

Das Leben mit unserem verhaltensauffälligen, schwierigen, «hyperaktiven» Kind war und ist für uns wie für alle Eltern eine große Herausforderung.

Das Leben mit Joachim und mit unseren beiden anderen Kindern war aber auch für uns die große Chance!

Mein Fazit: Das Leben annehmen und niemals aufgeben.

Aufgeben hätte mich in die Resignation geführt. Ich hätte die Schultern gezuckt und alles hingenommen. Wie mein Leben heute aussehen würde – ich weiß es nicht – es ist für mich unvorstellbar geworden – es ist für mich nicht möglich, ein Leben in Resignation zu skizzieren. Ich bin heute sehr dankbar, dass wir das Motto «Niemals aufgeben» verstanden haben. Ich habe für mich begriffen, dass auch in den verzweifeltsten Momenten Möglichkeiten vorhanden sind, jedoch erkannt und in Taten umgesetzt werden müssen. Das ist die Lernaufgabe von Eltern.

Diese Lernaufgabe und die Chancen, die jeder hat, sollten wir dann an all die weitergeben, die mit uns und dem Kind in irgendeiner Weise leben.

Die Verhaltensauffälligkeit, die jede Person, die mit dem Kind zusammentrifft, hautnah spürt, konfrontiert uns Erwachsene mit unseren Grenzen. Sie lässt uns schnell erfahren, dass wir mit unseren bislang eingefahrenen Mustern, mit Kindern umzugehen, nicht weiterkommen. Bislang gelebte, erprobte und für gut befundene Erziehung wird durch das hyperaktive Kind infrage gestellt. Das schwierige, nicht zu bändigende, nicht zu erziehende Kind bringt uns ganz konkret Leid, Hilflosigkeit, Verzweiflung und Schuldgefühle.

Ich hoffe sehr, dass die Geschichte von Joachim und das Erleben, Überlegen und Handeln von mir etwas dazu beiträgt, dass Eltern sich aus der Schuldfrage lösen und den Mut für andere Wege, Entscheidungen und Träume haben werden.

Und was ist aus Beate und Robert, die in dem Buch auch zu Wort gekommen sind, geworden?

Beate

Beates Eltern trennten sich, als sie etwa 12 Jahre alt war. Dies war für das Kind besonders schwer, und sie hat alle Höhen und Tiefen einer Trennung von Eltern mitgemacht.

Nach vielen kleinen und mittleren Katastrophen hat sie eine Ausbildung zur Pferdewirtin in einem Jugenddorf antreten können und auch den Abschluss erreicht.

Sie ist eine eigenwillige, selbstbewusste und lebensfähige, junge Frau geworden.

Robert

Roberts Mutter ist verstorben, als der Junge etwa 14 Jahre alt war. Ein besonders schwerer Schicksalsschlag, den der Junge lange nicht verkraftete.

Heute ist er ein schlanker, strahlender, junger Mann, der eine kaufmännische Ausbildung im Bereich Automobile mit Erfolg abgeschlossen hat. Er lebt in einer eigenen Wohnung und will jetzt noch einmal zur Schule gehen und sein Abitur nachholen.

Ich habe neben unserem Sohn Joachim auch Beate und Robert ein Stück des Lebens begleitet, und bei allen Kindern konnte ich beobachten, dass sie früher und auch heute noch von den Beziehungen in ihrer Lebenswelt abhängig sind.

Sie sind stärker, robuster und selbstbewusster geworden, aber die Achtung und Zuwendung anderer benötigen sie weiterhin.

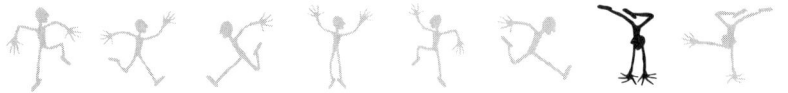

Auf die Schule angewiesen

Mein Mann und ich hatten in all den Jahren unsere allergrößten Schwierigkeiten mit dem Thema Schule, Lehrer, Noten, Zeugnisse. Für Joachim war der Besuch in der Klasse, gerade in Zeiten, in denen er besonders zappelig war, der Umgang mit dem Schulstoff, die Erlebnisse mit Lehrern und Lehrerinnen und mit seinen Mitschülern in gleicher Weise von außerordentlicher Belastung. Wir empfanden es alle als **das** belastende Lebensthema. Wir wussten als Eltern, dass, trotz seiner enormen Auffälligkeit, es für Joachim dringend notwendig war, den Schulstoff beherrschen zu lernen. Uns war klar, dass unser Sohn nur mit einem Schulabschluss eine Zukunft im Berufsleben hatte.

Als Eltern erlebten wir, dass man uns von Seiten des Lehrkörpers kaum Unterstützung zukommen ließ, geschweige denn, dass kreative Ideen seitens der Lehrer entwickelt wurden, um die großen Probleme gemeinsam zu lösen. Erlebt haben wir nur, dass auf Einhaltung von so genannten Richtlinien beharrt wurde.

Ein kleines Beispiel hierfür:

Joachim besuchte die zweite Schulklasse. Alle Kinder mussten lernen, mit einem Füller zu schreiben. Für Joachim war dies eine der größten Herausforderungen. Er schaffte es aufgrund seiner motorischen Störung nicht, mit dem Füller umzugehen. Er brach die Federn ab, oder aber die Feder war völlig verbogen, seine Finger und Hände waren dauernd voller Tinte und die Hefte und der Tisch übersät mit Tintenklecksen. Meine dauernd vorgebrachte Bitte, Joachim diese Belastung zu ersparen, wurde abgeschmettert mit der Begründung: Alle Kinder müssen in der zweiten Klasse lernen, mit dem Füller zu schreiben.

Auch die Tatsache, dass unser Sohn spätestens ab diesem Zeitpunkt seine größten Schwierigkeiten hatte, sich auf die Rechtschreibung zu konzentrieren, wurde überhaupt nicht berücksichtigt. Für mich ist heute klar, dass Joachims Rechtschreibprobleme gerade durch die unbeugsame Haltung der Lehrerin in nicht zu rechtfertigender Weise verschärft wurden. Aber es gab zum Glück auch andere Lehrer. Männer und Frauen, die bereit waren, sich dem Kind und seinen Problemen zu widmen. Mit viel Zeit und Verständnis für Joachim, mit Einfühlungsvermögen und Gesprächsbereitschaft unterstützten uns im Laufe der Jahre einige Lehrer sehr intensiv darin, die ungeheuer schwierige Lebenssituation zu bewältigen. Oft drückten sie ein Auge zu, und manchmal sprangen sie auch ein, wenn die Familie in bestimmten Situationen die letzten Kräfte verlassen hatten. Die Kinder und damit auch die Eltern sind dringend auf die Schule und das Lehrpersonal angewiesen. Ohne deren Hilfe, Verständnis und Engagement geht es nicht. Wie bedeutsam kompetente und engagierte Lehrer und Lehrerinnen für Familien mit unruhigen Kindern sein können, zeigt der folgende Bericht einer Lehrerin.

Wo ist der Knopf zum Abstellen? – Regeln für einen anderen Umgang mit dem «hyperaktiven» Kind

Ich bin Lehrerin. Während eines gemeinsamen Wochenendes von Eltern, Lehrern und Ärzten begegnete ich einer Kollegin, die mir mit ihren Erfahrungen im Umgang mit einem «hyperaktiven» Kind im Unterricht eindrucksvoll verdeutlichte, dass Lehrer in der Auseinandersetzung mit den «Hypis» trotz aller Probleme in unseren Schulen eine Menge erreichen können. Ihre Erfahrungen sollen alle jene Lehrer und Lehrerinnen in unserer Schule ermutigen, die sich alltäglich unter schweren und schwersten Bedingungen um das andere, das andersartige Kind bemühen. Holger, auf den sich folgender Bericht bezieht, ist ein «hyperaktiver» Junge, der seit zwei Jahren Ritalin bekommen hatte.

Holgers Eltern waren bereit, das Ritalin abzusetzen. Uns war klar, dass uns eine harte Zeit bevorstand. Wir machten uns auf die mühsame Suche nach dem «Knopf zum Abstellen».

Schrittweise erarbeiteten wir ein gemeinsames Erziehungskonzept. Das Ziel dieser Maßnahmen war, Holger ohne die Einnahme von Psychopharmaka «gesellschaftsfähig» zu machen, ihm durch unser Verhalten Hilfen zu bieten, sich selbst zu steuern.

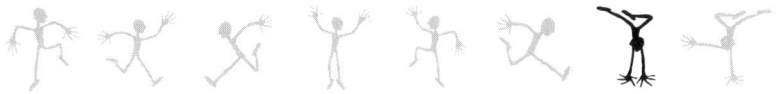

Es sind allgemein gültige Regeln, die in jeder Erziehung anwendbar sind. Die Reihenfolge dieser Regeln stellt keine Rangordnung dar, sie durchdringen und beeinflussen einander, man kann sie nicht isoliert voneinander betrachten.

- *Wenige, sorgfältig vorüberlegte Regeln aufstellen, die für alle Mitglieder der Gruppe gelten*
  Eine meiner Regeln lautete: «Wer sich in die Gemeinschaft nicht einpassen kann, verlässt die Klasse, bis er meint, er schaffe es wieder. Dann kommt er leise herein.» Diese Regel hat sich bewährt. So konnte jedes Kind selbst bestimmen, wie viel Zeit es braucht, um sich zu fassen. Es wurde nicht durch eine Strafpredigt vor allen gedemütigt. Was mich immer wieder überraschte, war, wie schnell und leise die Kinder wieder auf ihren Plätzen saßen.

- *Auf Einhaltung bestimmter Regeln bestehen*
  Bitte überlegen Sie sich genau, was Sie nicht gestatten können! Ich habe oft den Eindruck, dass viele Eltern zu sehr an ihren Kindern «herumerziehen». Übersehen Sie doch mal leichte Abweichungen vom erwünschten Verhalten.
  Falls Sie aber einmal «nein» gesagt haben, dann bleiben Sie auch dabei! Soweit es Ihnen möglich ist, bleiben Sie ruhig, aber fest. Sie ersparen sich und dem Kind viele unnötige Auseinandersetzungen und Reibereien in der Zukunft.
  Lassen Sie sich nicht erweichen, berechtigte Regeln müssen immer gelten! «Hyperaktive» Kinder besitzen eine entnervende Hartnäckigkeit, mit der sie gegen das Bollwerk der erzieherischen Regeln anrennen. Aber gerade bei diesen Kindern hat eine inkonsequente Haltung schlimme Folgen. Ich bemerke sofort, wenn Holger zu Hause mit seinen penetranten Forderungen Erfolg gehabt hat, dann gab es Schwierigkeiten mit ihm im Unterricht.

- *Bei Regelübertretungen vorwarnen*
  Vieles nahm Holger einfach nicht wahr, so zum Beispiel, dass seine

Sachen wieder einmal auf dem Fußboden lagen. Ich verstand, dass dieses Verhalten weder böse Absicht noch Provokation war. Deshalb warnte ich Holger: «Ich kann den Schrank nicht öffnen, wenn deine Sachen davor liegen.» Immer nach der zweiten Warnung ergriff ich Konsequenzen, ich legte alle seine Sachen vor die Klassentür. Es dauerte sehr lange, ehe dies Erfolg brachte. Heute ist es meistens nicht mehr nötig, schon die erste Warnung wird beachtet. Manche Regelübertretung dient auch einfach dem Ziel, Aufmerksamkeit zu erregen.

- *Wutanfälle ignorieren, Publikum nehmen*
  Was jeden sofort bei einem «hyperaktiven» Kind beeindruckt, sind die spektakulären Wutanfälle aus nichtigen Anlässen: Geschrei, Schimpfwörter, Drohgebärden, Zerstörung oder Beschädigung von Gegenständen, körperliche Angriffe.
  Diese Anfälle enden genauso schnell, wie sie aufgeflammt sind. Was kann man in einem solchen Fall tun? Mit möglichst wenig Aufwand und Aufsehen dem Kind sein Publikum nehmen!
  War das Ignorieren nicht möglich, weil die Mitschüler benachteiligt wurden, ergriff ich Holger ruhig am Arm und führte ihn aus der Klasse. Inzwischen ist das nicht mehr nötig, Holger verlässt meist selbst die Klasse, wenn ihn die Wut packt, und kommt nach kürzester Zeit mäuschenstill wieder hereingeschlichen. Damit ist die Sache vergessen – auch von meiner Seite.

- *Positives Verhalten verstärken, Erfolgserlebnisse vermitteln*
  «Auffallen um jeden Preis», das scheint das Motto «hyperaktiver» Kinder zu sein. Damit haben sie beachtlichen Erfolg bei ihrer Umwelt.
  Besonders schwer fiel es mir am Anfang, negative Verhaltensweisen bewusst zu ignorieren. Heute ist mir klar, dass ich zunächst Holgers provozierendes Verhalten durch meine sofortige Zuwendung verstärkt habe. Der dauernde Beschuss mit Geboten und Verboten führt außerdem zu Frustration und später zu Gleichgültigkeit beim Kind.
  Holger brauchte Gelegenheit, angenehm aufzufallen! So versuchte ich, Holger vor der Klasse hervorzuheben für jede Befolgung einer

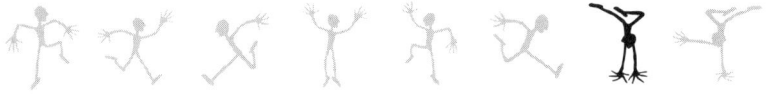

Regel: jedes Durchhalten, Sich-Einpassen, In-der-Reihe-Bleiben. Es ist wichtig, dass auch die Mitschüler begreifen, dass sich das «hyperaktive» Kind um Anpassung bemüht. Was für andere normal erscheint, ist für dieses Kind eine Leistung!

Aber belohnen Sie Wohlverhalten nicht mit Süßigkeiten oder Geld! Sie erziehen sich einen kleinen Nimmersatt heran, der für Selbstverständlichkeiten immer die Hand aufhält. Ein gemeinsames Unternehmen, ein Spiel, eine Wanderung sind eher als Belohnung angebracht. Es war herzerfrischend, Holgers übersprudelnde Freude über jede gelungene und anerkannte Leistung zu beobachten.

- *Konsequent Leistung verlangen*
  Holgers Leistungs- und Konzentrationsfähigkeit wechselten. Wenn er seine «unkonzentrierte Phase» hatte, dauerte sie immer mehrere Tage, war also von der Tageszeit nicht abhängig.

  Während seiner negativen Phasen versuchte er sich vor jeder Leistung zu drücken, indem er völlige Unfähigkeit demonstrierte. Ich beschäftigte ihn dann mit Wiederholungsaufgaben, die er früher schon selbständig gelöst hatte, und verlangte eisern wenigstens ein Mindestmaß an Leistung. Holger wandte dann alle Tricks an, um mich ständig zu seiner Verfügung zu halten. Ich gab ihm kleine Anweisungshilfen, zum Beispiel: «Lege viermal drei Steine hin!», und kümmerte mich so lange nur um die anderen, bis er diese Anweisung auch befolgt hatte. Belohnung durch Zuwendung gab es also nur bei Leistung, niemals bei Leistungsverweigerung.

  Wichtig für mich war es, eine Überforderung zu vermeiden. Ich musste also in solchen Fällen ganz sicher sein, dass er diese Leistung wirklich erbringen konnte. Ich ermutigte ihn auch zur Eigenleistung, gab aber sehr viele kleine Hilfen und Verstärkungen und überließ ihn, wenn er wirklich arbeitete, nicht längere Zeit sich selbst.

- *Problembewältigung den Kindern zutrauen*
  Viel zu oft versuchen wir Erwachsenen, den Kindern die Problem-

lösung abzunehmen. Damit schaden wir nicht nur uns, sondern auch ihnen.

Wenn keine Gefahr für Gesundheit und Leben besteht, sollten wir die Folgen des Verhaltens auch wirklich eintreten lassen, auch wenn uns dabei das Herz blutet. Sonst nehmen wir den Kindern die unverzichtbare Chance, aus Erfahrung zu lernen.

Inzwischen traue ich meinen Schülern einfach die Problemlösung zu und lasse sie Lösungsvorschläge machen. Holger brachte oft für mich erstaunlich reife Vorschläge.

Verhaltensauffällige Kinder werden unterfordert, weil wir ihnen keine Problemlösungen zutrauen, sie werden aber auch überfordert, weil sie nur eingeschränkte kommunikative Möglichkeiten haben.

Eine Möglichkeit für uns Erwachsene, den Kindern eine wirksame Hilfe zur Lösung ihrer zahlreichen Probleme zu geben, besteht daher im Einüben kommunikativer Verhaltensweisen und darin, Verständnis für andere zu wecken.

- *Kommunikative Verhaltensweisen einüben,*
  Verständnis für andere wecken
  Warum befinden sich «hyperaktive» Kinder eigentlich ständig im Kriegszustand mit ihrer Umwelt? Weil sie ohne Rücksicht auf die Bedürfnisse anderer sich sofort jeden Wunsch erfüllen wollen, der ihnen in den Sinn kommt. Sie handeln, ohne die Folgen zu bedenken. Sie respektieren weder das Eigentum noch die körperliche Unversehrtheit ihrer Mitmenschen, halten sich nicht an Vereinbarungen, nehmen Anweisungen oder Begründungen einfach nicht auf. Mit scheinbar unerschöpflichem Durchsetzungsvermögen tyrannisieren sie ihre Umwelt. Und doch hören gerade die Eltern dieser Kinder oft unter Tränen die Äußerung: Ich wollte das doch gar nicht! Warum mag mich bloß keiner? Niemand will mit mir spielen!
  Wie können wir diesen Kindern helfen? Indem wir mit ihnen die Spielregeln des mitmenschlichen Zusammenlebens trainieren! Für sie genügt es einfach nicht, wenn man ihnen mündlich gute Ratschläge gibt.
  Hier hilft nur das wiederholte Einüben erprobter sozialer Verhal-

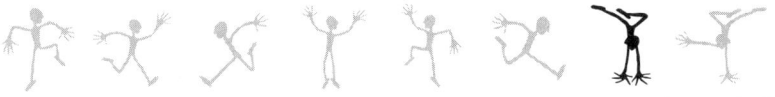

tensweisen im Rollenspiel. Suchen Sie gemeinsam mit dem Kind eine Situation aus, in der es gescheitert ist, und erproben Sie Lösungsmöglichkeiten mit verteilten Rollen. Beteiligen Sie die Mitschüler an der Problemlösung.
Während der gemeinsamen Suche nach Konfliktlösungen wird das Verständnis für andere bei allen Beteiligten geweckt und erweitert.

- *Bewegungsdrang kanalisieren*
  Ich versuchte nun, Holgers Bewegungsdrang zu kanalisieren und, auch für ihn, sinnvoll einzusetzen. So schickte ich Holger manchmal auf den Schulhof hinaus und ließ ihn dort eine Runde rennen. Auch kleine Hilfsdienste zwischendurch helfen, ein «hyperaktives» Kind zu entspannen. Holger übernahm mit Begeisterung Tafelputzen, Blumengießen, kleine Botengänge. Ich nutzte einfach das übersteigerte Handlungsbedürfnis des Kindes zu nützlichen Zwecken. Die erfolgreiche Verrichtung solcher Dienste tat seinem Selbstwertgefühl sehr gut.
  Wichtig dabei ist es, die Fähigkeiten zu berücksichtigen. Zum Transport von Porzellan ist ein «hyperaktives» Kind wahrscheinlich weniger geeignet.
  In den Unterricht baute ich kleine Entspannungs- und Lockerungsübungen ein.

- *Beruhigende, entspannende Phasen einbauen*
  Die soziale Umwelt «hyperaktiver» Kinder ist deutlich stressbelastet. In der Klasse herrschte eine unterschwellig gespannte Atmosphäre, ständig rechneten die Mitschüler mit einer Aktion Holgers. Deshalb versuchte ich gelegentlich, durch Musik oder meditative Übungen eine Stimmung behaglicher Entspannung hervorzurufen. Holger reagierte darauf wie ein Schauspieler auf sein Stichwort: Er spielte hervorragend mit.
  Solche Übungen dürfen natürlich nur kurz sein, lange hält dies ein hyperaktives Kind nicht durch.

- *Ein gemeinsames Erziehungskonzept mit den Eltern erarbeiten*
Beispielhaft für das Kind sind sowohl die Zusammenarbeit zwischen Vater und Mutter als auch zwischen Eltern und Lehrern. Die Erwachsenen müssen sich auf ein gemeinsames Erziehungskonzept einigen.
Das Kind sollte die Erwachsenen nicht gegeneinander ausspielen können. Damit wäre niemandem geholfen.

- *Das gute Beispiel der Erwachsenen*
Als ungerecht und verletzend empfinde ich es, wenn mit Blick auf das «hyperaktive» Kind gesagt wird: «Na ja, der Apfel fällt nicht weit vom Stamm!»
Vom Verhalten «hyperaktiver» Kinder auf das Verhalten der Eltern zu schließen, halte ich für einen Trugschluss. Die Eltern stehen enttäuscht, entsetzt und ratlos den Reaktionen ihres «verhaltensgestörten» Kindes gegenüber. Seine Denk- und Handlungsweise ist ihnen fremd. Sie finden sich angeklagt für die Taten ihres Kindes, die ihnen unverständlich sind. Sie werden unerträglich herausgefordert und reagieren dann selbst aggressiv.
Wir Erwachsenen müssen uns jedoch darüber klar sein: Das erfolgreiche aggressive Verhalten von Vorbildern verstärkt nachweislich die Aggressionsbereitschaft. Denken Sie nur einmal an die Vorfälle in den Fußballstadien.
Wenn es mir gelang, sachlich und ruhig auf die Provokation Holgers zu reagieren, glätteten sich die Wogen in der Klasse erfreulich rasch. Und es gelang mir immer öfter, die Situation auf diese Weise zu meistern.

- *Suchen Sie nicht nach Schuldigen*
Die wissenschaftliche Auseinandersetzung, worauf «Hyperaktivität» zurückzuführen ist, ob sie angeboren oder erworben ist, inwieweit Anlage oder Umwelt sie hervorrufen, ist für mich zweitrangig. Ganz gleich, inwieweit die Aggressionen angeboren oder erworben sind: Interessant für Lehrer und Eltern sind nur die Möglichkeiten, Aggressionen zu beeinflussen, zu mildern, zu verhindern. Die Suche nach Schuldigen, ob Eltern, Lehrer, Mitschüler, verhindert eine gemeinsame Lösung des Problems.

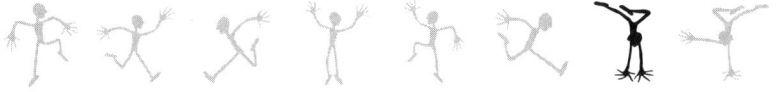

Die Frage heißt doch gar nicht: Wer oder was ist schuld, dass dieses Kind so reagiert?, sondern muss lauten: Was können wir gemeinsam tun, um diesem Kind zu helfen, seine Probleme selbst zu lösen?

«Goldene Regeln» einer Lehrerin im Umgang mit einem «Zappelphilipp»

- Wenige, aber sorgfältig überlegte Regeln aufstellen
- Auf Einhaltung dieser Regeln bestehen
- Bei Regelübertretungen vorwarnen
- Wutanfälle ignorieren, Publikum nehmen
- Positives Verhalten verstärken, Erfolgserlebnisse vermitteln
- Konsequent Leistung verlangen (realisierbare Anforderungen)
- Den Kindern Problembewältigung zutrauen
- Kommunikative Verhaltensweisen einüben
- Bewegungsdrang kanalisieren
- Beruhigende, entspannende Phasen einbauen
- Gemeinsames Erziehungskonzept mit den Eltern erarbeiten
- Das gute Beispiel der Erwachsenen
- Suchen Sie nicht nach Schuldigen

Sehr bald beschäftigte mich: Gibt es Eltern, die mit der gleichen Schwierigkeit zu kämpfen haben wie ich? Niemand, der mir hätte helfen können, von öffentlichen Stellen bekam ich keine Auskunft. Eines Morgens beim Aufstehen wurde mir klar: die Zeitung! Gewiss war dies meine Möglichkeit, Eltern kennen zu lernen.

Noch am selben Vormittag fuhr ich in die Stadt zur dort ansässigen Redaktion. Ich hatte das Glück, den zuständigen Redakteur sprechen zu können, und erzählte ihm offen und voller Hoffnung von meinem Anliegen. Er hörte interessiert zu, notierte sich einige Aussagen und gab mir zum Schluss die Versicherung, dass er einen Artikel veröffentlichen werde. Er bat mich dann um meine Anschrift und Telefonnummer, damit sich die Eltern bei mir melden könnten.

Darüber hatte ich natürlich nicht nachgedacht. Im Artikel sollte meine Telefonnummer veröffentlicht werden? Ich musste mich also vor allen Zeitungslesern namentlich preisgeben? Ich setzte mich sehr schnell über meine Angstgefühle hinweg. Warum sollte ich mich schämen? Ich hatte mich oft genug von der Umwelt beeinflussen lassen. Ich wollte mich nicht mehr von den Bewertungen anderer Menschen abhängig machen, sondern nur noch mein Ziel verfolgen. Also war ich bereit, mich mit meinen Sorgen öffentlich zu machen.

Noch am Tag der Veröffentlichung klingelte das Telefon pausenlos. Es meldeten sich Eltern, die nur kurz zum Thema etwas sagen wollten oder gute Tipps hatten. Insgesamt meldeten sich aber auch zehn Mütter, die alle ihrem Kind Psychopharmaka gaben. Ich war überwältigt. So viele Anrufer hatte ich nicht erwartet. Alle Frauen waren unzufrieden mit der jetzigen Situation.

Beim ersten Treffen sprachen wir uns einmal aus. Es flossen manche Tränen der Erleichterung, und viele Hoffnungen wurden in den jetzt beschrittenen Weg gesetzt. Das erste Treffen der Mütter wurde so zu einer guten Grundlage für die spätere Arbeit der Selbsthilfegruppe Düren.

Die Aussprache über unsere Probleme war für uns Mütter der

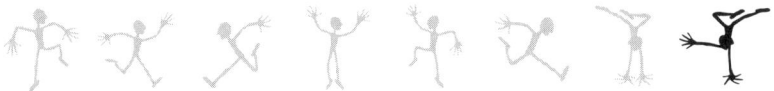

wichtigste Punkt für eine neue Einstellung zu unseren Kindern. Gemeinsam erarbeiteten wir Lösungen für Tagesprobleme. Gerade durch diese Gemeinsamkeit, das große Interesse und Gefühl für den anderen, entwickelten verschiedene Gruppenmitglieder Vorstellungen für die weitere Arbeit in der Selbsthilfegruppe, die uns selbst, aber auch anderen Eltern eine Stütze sein konnte.

Dann überlegten wir, wie wir an andere Eltern herantreten könnten, was wir ihnen vermitteln und wo wir unser Umfeld verändern könnten. Der Wunsch, anderen Eltern zu zeigen, dass sie nicht allein sind und Erleichterung und Hoffnung auch für sie möglich sind, wurde besonders stark. Wir wollten es jedermann vekünden: «Schließt euch zusammen. Stärkt euch gegenseitig! Ihr seid nicht allein. Wir sind da, und wir haben wieder Freude am Familienleben.»

Die Tatsache, von eigenen Sorgen abgelenkt zu werden und eine Sichtweise zu erlangen, die über die Familie hinausgeht, wurde für uns zu einer äußerst richtungsweisenden Erfahrung. Wir waren Eltern von Kindern, die als «krank» oder «verhaltensgestört» galten. Wir alle litten sehr unter dieser Situation. Wir waren von Belastungen überhäuft. Die Sorgen und Ängste um die Zukunft unserer Kinder waren zur täglichen Belastung geworden. In der Gruppe wurden wir verstanden, unsere Gefühle und Erfahrungen wurden geteilt. Jeder konnte nachvollziehen, was im anderen vorging, und dies war eine Basis, die uns Kraft gab, auf eine positive Lebenssituation hinzuarbeiten.

Einige der Mütter waren von ihrer eigenen Aktivität und auch ihrem Ideenreichtum selbst überrascht. Sie hätten es nie für möglich gehalten, dass sie einmal so selbstbewusst zu ihren Sorgen stehen und darüber hinaus auch noch andere Ziele formulieren und verfolgen könnten. Es war für sie eine sie stärkende Erkenntnis und führte zu einer Einsatzbereitschaft, die keiner von uns für möglich gehalten hätte.

Die anfängliche Gesprächsrunde von Müttern, die sich gegenseitig ihr Leid klagten und sich trösteten, was für uns dringend notwendig und wichtig war, hatte für die Väter noch keine Anziehungskraft. Wir begannen dann, gemeinsame Ziele zu erarbeiten und die Abende anders zu strukturieren. Nun schlossen sich auch Väter an, sodass wir in der Tat von einer Elternselbsthilfegruppe sprechen konnten.

Die Dürener Elternselbsthilfegruppe

Unsere Gruppe wurde im Laufe der Zeit immer geübter darin, die gesetzten Ziele zu realisieren. Die gemeinsame Erfahrung «Helfen und dir wird geholfen» war dabei von großer Bedeutung. Das Interesse am anderen ließ viel Akzeptanz und Toleranz entstehen. Wir erlebten eine hohe soziale Kompetenz und Anerkennung. Der gemeinsame Glaube hielt uns zusammen und ließ uns effizient arbeiten. Die Einzelne konnte ihre Passivität überwinden und dadurch ihre Selbstachtung und das Verantwortungsgefühl steigern. Die Gruppe bot den äußeren Rahmen, die wechselseitige Einfühlung ermöglichte und zugleich auch die Reflexion familiärer Probleme.

Die Isolation, in welcher sich die Familien befanden, konnte durch das gemeinsame Erleben und Berichten aufgehoben werden. Dies entlastete und ermutigte. – Etwas, was uns professionelle Stellen nie vermittelt hatten.

Es bildeten sich Freundschaften. Dies half ebenfalls, das Selbstvertrauen und das Selbstwertgefühl zu stärken. Selbstzweifel, Selbstvorwürfe und Gefühle der Unsicherheit wurden abgebaut. Vor allem die Tatsache, zu jeder Tageszeit für die Eltern da zu sein, zuzuhören, zu trösten und zu helfen, war ein höchst wichtiger Faktor für mich und für den Fortbestand unserer Gruppe. Oftmals wurde ich selbst in der Nacht aus dem Bett geklingelt: Durch die vielen Gespräche wurde der eigene Anteil an der familiären Problematik deutlich, und ein Anstoß zur Veränderung des eigenen Handelns wurde gegeben. Die Werte und Einstellungen konnten überdacht und neue Ideen und Alternativen für das Familienleben entwickelt werden.

Das Kind konnte eher angenommen und in seiner Eigenheit akzeptiert werden. Wir Eltern nahmen Abschied von unrealistischen Wünschen und versöhnten uns mit der Realität. Dies war verbunden mit dem Abbau von Überforderung, Streit, Ärger und Tränen.

Wir sammelten Literatur und Informationen über auffällige Kin-

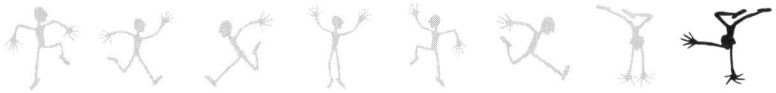

der und wurden auf diese Weise sehr sachkundig, eine Tatsache, die uns half, uns auch mit Fachleuten auszutauschen. Wir entwickelten eine Broschüre mit praktischen Ratschlägen, welche wir auf Anfrage an alle Interessenten im gesamten Bundesgebiet weiterreichten. Außerdem erstellten wir ein Faltblatt, welches im Ort und im Umkreis verteilt wurde und durch das auch andere betroffene Eltern Kontakt mit unserer Gruppe aufnehmen konnten.

Später luden wir zu unseren Elternabenden Fachleute (Ärzte, Apotheker, Psychologen etc.) ein, welche uns zu offenen Fragen Antworten geben konnten. Außerdem organisierten wir Treffen für alle jene Personen, die sich mit unserem Problem beschäftigten oder selbst betroffen waren, wie Lehrer, Erzieher, Sozialarbeiter. Die Zusammenarbeit mit Lehrern war ein wichtiges Ziel unserer Gruppe. Leider konnten wir dieses Ziel nicht in dem Maße erreichen, wie wir es uns gewünscht hatten. Allerdings gelang es vereinzelt auf Elternversammlungen an verschiedenen Schulen, die Lehrer näher zu informieren.

Ein sehr wichtiges Thema war für uns die Medikamentierung unserer Kinder. Können wir verantworten, unseren Kindern Psychopharmaka zu geben? Dies war die allseits gestellte Frage. Wir bemühten uns auch in diesem Punkt um fachliches Wissen.

Wir entschieden uns fast alle für ein Nein – gegen Psychopharmaka. Mit dieser Einstellung wandten wir uns an die Öffentlichkeit. Die Medien griffen das Thema bereitwillig auf. Wir stellten Psychopillen infrage.

Eine Flut von Briefen mit den bekannten Leidenswegen erreichte uns mit der immer wieder gestellten Bitte: «Helfen Sie uns.» Selbst zahlreiche Fachleute wie Ärzte, Pädagogen, Psychologen, Gesundheitsämter, Beratungsstellen erbaten von uns hilfreiche Tipps.

Die Organisation einer Pro- und Contra-Diskussion zum Thema «Pillen für Kinder» war ein Höhepunkt unserer Arbeit. Wir hatten Ärzte, einen Erziehungswissenschaftler und zwei betroffene Mütter auf dem Podium, die die Argumente gegeneinander abwogen. Außergewöhnlich hoch war die Beteiligung an diesem Nachmittag. Teilnehmer von nah und fern reisten zu uns an. Dies bestätigte uns, wie wichtig unser Thema nicht nur für die Betroffenen, sondern auch für Professionelle war.

Es zeigte sich, dass die Befürworter der Psychopharmaka die Medikamentierung für wichtig erachteten und eine andere Therapieform nur zur Unterstützung der Problemlösung anerkannten.

Die Gegenposition bestand darauf, dass Psychopharmaka nur in schweren Fällen und für kurze Zeit gegeben werden sollten, damit die Familien aus ihrem Teufelskreis herausfinden könnten. Dann aber sollte eine Therapie erfolgen, die auf die spezielle Situation von Kind und Familie abgestimmt ist.

Einigkeit bestand darin, dass Aufklärung in Schulen und Kindergärten erfolgen muss, dass Fortbildung für Lehrer angeboten werden muss und Hilfestellung und intensive Betreuung für die Familien von höchster Wichtigkeit sind. Fast dreieinhalb Stunden saßen über 160 Personen beisammen und diskutierten. Keiner schenkte dem anderen etwas.

Eine Umfrage, die wir durchführten, ergab, dass vor allem Fachleute, die noch keine konkrete Meinung zum Thema hatten, sich von der Diskussion beeinflusst fühlten und sich gegen Psychopharmaka aussprachen. Sie wollten sich um Alternativen bemühen. Jedoch nur eine kleine Anzahl von Eltern folgte dieser Einsicht, ein großer Teil der Eltern blieb jedoch bei seiner positiven Einstellung zu Psychopharmaka.

Die Dürener Gruppe versuchte nach vier Jahren während eines Wochenendseminars Bilanz zu ziehen. Diese Bilanz lässt sich mit einem Satz wiedergeben: Die Hilfe zur Selbsthilfe war und ist ein Erfolg.

Die Eltern, die unserer Gruppe angehören, machten deutlich, dass jede einzelne Familie ihren Weg gefunden hat. Jedes Elternpaar spricht davon, dass es sich heute viel wohler fühle, dass es sein Kind positiver erlebt, dass alle zufrieden und harmonischer miteinander leben. Durch die vielen positiven Erfahrungen unserer Elternselbsthilfegruppe bildeten sich weitere solcher Gruppen, oder aber bereits bestehende Gruppen suchten Kontakt zueinander. Durch Mund-zu-Mund-Propaganda und die Hilfe der Medien lernten sich die Teilnehmer der Gruppen, die inzwischen existieren, kennen.

Wir Eltern aus der Dürener Gruppe wollten Mitglieder der ande-

Regeln für den Umgang mit Selbsthilfegruppen

- Finden Sie die Elternselbsthilfegruppe, die zu Ihnen passt!
- Informieren Sie sich gut und umfassend
- Haben Sie den Mut, auch eine Elternselbsthilfegruppe zu verlassen, die Ihren eigenen Vorstellungen nicht entspricht
- Versuchen Sie, Ihre persönlichen Erfahrungen, Einstellungen und Ziele deutlich in die Diskussion der Gruppe einzubringen
- Schlagen Sie auch jene professionellen Helfer vor, die andere, bis dato weniger vertraute Positionen vertreten
- Beharren Sie auf wechselseitiger Akzeptanz, Toleranz und gegenseitiger Unterstützung

ren Gruppen einmal zu einem gemeinsamen Gespräch zusammenführen und luden deshalb zu einem Wochenendseminar ein.

Die ersten Gespräche zeigten, welche Erfahrungen die jeweiligen Teilnehmer in der eigenen Familie und in der Selbsthilfegruppe gesammelt hatten: Die Situation in der Familie wurde von allen ähnlich erlebt.

Mit Elterngruppen bestanden unterschiedliche Erfahrungen. Einige Eltern waren schon länger in bestehende Gruppen eingebunden und konnten so unsere Erzählungen bestätigen. Wieder andere Eltern hatten erst selten an Gruppentreffen teilgenommen und wussten auch noch nicht viel über Aktivitäten einer solchen Gruppe. So wurde das Seminar zu einer wichtigen Information für diese Eltern und eine Festigung für Eltern, die schon längere Zeit aktiv in einer Selbsthilfegruppe arbeiteten.

Die Anfänge waren von Schwierigkeiten geprägt, weil eine unterschiedliche Auffassung zum Thema Psychopharmaka bestand. Doch trotzdem herrschte Toleranz untereinander.

Die sehr starke Polarisierung der Eltern führte dazu, dass bei einigen Mitgliedern von der «Voßgruppe», der «Padangruppe» oder der «Wirtzgruppe» geredet wurde. Alle haben ein Ziel, welches mit unterschiedlichen Vorstellungen erreicht werden soll: Hilfe, Stütze, Akzeptanz und Toleranz für *alle* Betroffenen.

Um Positionen wird gerungen –
Ein Briefwechsel zwischen zwei Müttern

Sehr geehrte Frau Wirtz,

schon früh wurde uns klar, dass der beim Himmel bestellte «rotzfreche Lausejunge» mit seinem Verhalten alles in den Schatten stellen würde, was wir bis dahin über Säuglinge und Kleinkinder wussten.

Es hat eine Weile gedauert, bis wir Eltern und auch unsere heute fünfzehnjährige Tochter gelernt hatten, unseren Sohn und Bruder so zu akzeptieren, wie er ist. Es gab einige Krisen im Zusammenleben der Familie, weil wir alle die ständige nervliche Belastung durch dieses zweite Kind nur schwer ertragen konnten. Eine Änderung der Wohnsituation brachte Erleichterung.

Unsere Erwartungen an das Kind schraubten wir ganz niedrig, immer in der Hoffnung, dass es ihm helfen würde, sich zurechtzufinden. Wir lernten, vieles in seinem Verhalten zu tolerieren, und wir begriffen, dass dieses Kind manches erst ein bis drei Jahre später konnte als Altersgenossen.

Unser Sohn kostete uns viel Kraft, hat uns aber andererseits oft durch seine recht wache Intelligenz, durch seine Originalität und Spontaneität sowie durch seine Kreativität und Zivilcourage begeistert. Diese Eigenschaften haben wir stets nach Kräften unterstützt.

Dazu war er von Anfang an liebevoll und von einer stürmischen Zärtlichkeit, die manche Scharte auswetzte.

Trotz allem Verständnis und aller Möglichkeiten, die wir ihm einräumten, geriet er durch sein Verhalten mehr und mehr in einen Teufelskreis. Andere Kinder, Nachbarn, Erzieher im Kindergarten, Menschen im Supermarkt – alle reagierten mehr und mehr feindselig auf ihn.

Wir hatten schon früh von der Entwicklung unseres Sohnes gewusst und konnten unser Verhalten darauf einstellen – aber woher sollte die Umwelt das Verständnis nehmen? Und zum damaligen Zeitpunkt hielten wir es für falsch, anderen gegenüber das Thema «Hyperaktivität» zu erwähnen. Wir wollten es allein schaffen. Irgendwann würde sich das Problem ja lösen …

Auch in der Schule fand unser Junge denkbar beste Voraussetzun-

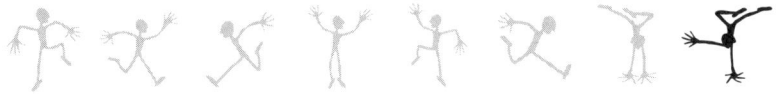

gen. Man kannte das Problem der hyperaktiven Kinder, bzw. seine Klassenlehrerin, eine erfahrene Frau mit viel Herz für sehr lebhafte Kinder, tat alles, um ihm den Einstieg zu erleichtern und ihm Hilfen zu geben, sich im Klassenverband zurechtzufinden.

Die motorische Unruhe war nicht das gravierendste Problem. Bei ihm herrschten die sozialen Schwierigkeiten vor. Leider hatten wir zu spät davon erfahren, dass unser Sohn drei Jahre lang einen Kindergarten besucht hat, in dem er viele Demütigungen vonseiten der Erzieher einstecken musste und wo ihm eingebläut wurde: «Du bist böse!»

Da hatten wir nun unser normal intelligentes Kind, das sich zwar im Laufe eines langen Zeitraums positiv entwickelt hatte, das aber nach wie vor mit normalen Erziehungsmaßnahmen, Regeln, mit Strafen oder guten Worten nicht von seinem Verhalten abzubringen war. Es war klar, dass eine Besserung allein durch erzieherische Maßnahmen kurzfristig nicht zu erreichen war.

Unser Sohn machte einfach so weiter, wie er es gewohnt war: nur seinen eigenen Einfällen, seiner Unruhe folgend, ohne Impulskontrolle, immer nach dem Motto handelnd: «Nur keinen Streit vermeiden» – kurz, wie es oft unreife Dreijährige noch tun. Intelligenz, Auffassungsgabe, Kreativität normal bis überdurchschnittlich, dazu selbständig, originell, spontan und couragiert – Bedingungen im Elternhaus, verständnisvolle Lehrerin – das alles stand im krassen Widerspruch zu seinem Entwicklungsstand in anderen Punkten.

Konfliktsituationen mit anderen Kindern häuften sich. Auch unsere Tochter kam häufiger nach Hause und erzählte von Beschimpfungen durch andere: «Du hast vielleicht einen bekloppten Bruder!» oder «Na, suchst du deinen Bruder, diesen Irren?». Sie, ein intelligentes und belastbares Mädchen mit viel Verständnis für die Situation ihres Bruders, konnte seine ständige «Klotzerei», sein nachhaltiges Drängen auf sofortige Erfüllung seiner Forderungen, seine häufigen Schreiereien auf Dauer nicht ertragen. Sie zog sich mehr und mehr auf ihr Zimmer zurück, um ihre Ruhe zu haben.

Aus dem Kreis der Familie drohte ein Halbkreis zu werden. Unser

Sohn begann unter seiner Veranlagung zu leiden. Er wurde unglücklicher, ja trauriger. Das Gefühl, nichts zu können und nichts wert zu sein, verstärkte sich. Er selbst nahm zu – er fing an, übermäßig zu essen.

Oft konnte man förmlich zusehen, wie dieses Kind versucht hat, sich anzustrengen und so zu sein «wie andere Kinder» (seine eigene Aussage). Die ständige Konfrontation mit der eigenen Unzulänglichkeit machte ihn empfindlich und aggressiv zugleich, und die ihm eigene niedrige Frustrationsgrenze machte es ihm oft schwer, sich in das Spiel anderer Kinder einzufügen. Er machte sich durch sein Verhalten mehr und mehr zum Außenseiter.

Diese Schwierigkeiten waren beim besten Willen weder durch die verständnisvolle Lehrerin noch durch liebevolles Auffangen zu Hause abzubauen.

Keine noch so günstige äußere Bedingung konnte eine augenblickliche Änderung seines Verhaltens hervorrufen. Eine so genannte «Negativ-Karriere» schien vorprogrammiert – trotz so vieler guter Eigenschaften!

Nach eingehender Beschäftigung mit dem Problem der hyperaktiven Kinder waren wir zu der Überzeugung gelangt, dass es sich um ein medizinisches Problem im Sinne einer Stoffwechselstörung oder einer anderen minimalen Fehlfunktion handeln müsse. Wir entschlossen uns, unseren Sohn in der Universitätsklinik vorzustellen.

Lange Wochen voller Tests und Untersuchungen, Doppel-Blind-Versuche (wirksames Medikament und Placebo) folgten. Wir bekamen es schriftlich: Unser Kind ist hyperaktiv. Klassisch hyperaktiv! Zusammen mit Ärzten und Psychologen kamen wir – durchaus nicht leichten Herzens! – zu dem Schluss, dass wir unserem Sohn nachhaltig und schnell nur mit Medikamenten helfen konnten. (Niemand würde z. B. bei Epilepsie oder Diabetes auf die Idee kommen, das Problem psychologisch oder pädagogisch angehen zu wollen!) Günstigstes Medikament und kleinstmögliche Dosis herauszufinden, waren die nächsten Schritte. Die mit der Klinik begonnene Therapie wurde dann mit einem auf diesem Gebiet erfahrenen Kinderarzt fortgesetzt.

Seit etwa einem Jahr bekommt unser Sohn (jetzt knapp neun Jahre alt) regelmäßig Ritalin in einer Dosierung von einer Tablette morgens und einer halben bis einer Tablette mittags.

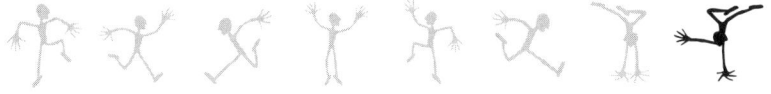

Wir haben nun das Gefühl, dass seine «Negativ-Karriere» unterbrochen ist:

1. Sein Selbstwertgefühl ist gewachsen. Er behauptet nun von sich: «Ich bin sehr gut im Rechnen»; «Ich bin ein guter Schüler». Das ist neu. Wir prüfen im Augenblick gar nicht, ob diese Aussage stimmt. Sein gestiegenes Selbstbewusstsein ist uns wichtiger! Erfolge im Schwimmverein und in der Judo-Sportgruppe tragen dazu bei.

2. Außenstehende sind plötzlich freundlich zu ihm. Das erste Lächeln einer fremden Frau in einem Laden war wie eine Offenbarung!

3. Gutwillig im Erledigen kleinerer Dienste oder beim Hausaufgabenmachen war er schon immer. Aber jetzt setzt er seine Kräfte gezielt ein, kann zügig und folgerichtig arbeiten. Er ist einer freiwilligen Musik- und Tanzgruppe der Schule beigetreten und freut sich schon sehr auf die Aufführung beim «Tag der offenen Tür».

4. Er schätzt Risiken besser ein: Es würde ihm nicht mehr einfallen, mit dem Kettcar ohne hinzuschauen vom Bürgersteig herunter mitten über die Kreuzung zu fahren.
   Gemachte Erfahrungen bleiben «hängen».

5. Er ist wesentlich aufmerksamer und ansprechbarer, wenn man Probleme mit ihm bespricht. Er kann besser bestimmte Regeln des Zusammenlebens innerhalb der Familie und des Klassenverbandes einhalten. Bei allem Verständnis geht es nun mal nicht immer ohne!

Die Reihe ließe sich noch weiter fortsetzen.

Mithilfe des Medikaments haben wir positive Erfahrungen gemacht, unser Sohn hat enorme Fortschritte gemacht, hat Lücken geschlossen und hat vor allem die Erfolgserlebnisse, nach denen er sich so sehr gesehnt hat. Einige Probleme sind geblieben, und es gibt hin und wieder schwierige Phasen, aber sie sind nicht so gravierend, dass man sie nicht in den Griff bekommen könnte.

Nennenswerte Nebenwirkungen nach Medikamentengabe haben wir nicht beobachtet.

Gleichfalls seit einem Jahr wird die medikamentöse Therapie durch Psychologen begleitet. Einige sekundäre Probleme müssen aufgearbeitet werden, und auch wir Eltern brauchen immer wieder die Unterstützung und Beratung durch erfahrene Fachleute.

Des Weiteren hat uns und unserem Kind geholfen, dass wir fast gleichzeitig eine Elterninitiative gegründet haben, in der Eltern mit gleichen oder ähnlichen Problemen sich austauschen, miteinander sprechen und sich dadurch entlasten können.

Durch alle die bisher geleistete Arbeit und die aufgenommenen Kontakte sind wir sehr viel selbstbewusster geworden und können der Umwelt offener und ehrlicher begegnen.

Und siehe da: Seit wir sozusagen «mit offenen Karten» spielen, hat sich das Verhalten vieler Menschen um uns herum positiv verändert. Seit die Umwelt weiß, warum sich unser Sohn in bestimmten Situationen so und nicht anders verhält, bringt man ihm und uns mehr Verständnis entgegen.

Abschließend möchten wir betonen, dass es uns niemals darum ging, unseren Sohn zu einem angepassten Schüler und Mitbürger zu machen. Im Gegenteil!

Wir wollten ihm lediglich dazu verhelfen, jene Ziele zu erreichen, die er sich selbst gesteckt hat und die er vorher auch bei größter Anstrengung nur selten erreichte. Denn: Außenseiter sein ist etwas ganz anderes als Individualist sein!

Es ging uns vordergründig nicht um unsere eigene Ruhe und Bequemlichkeit. Das Leid unseres Sohnes war ausschlaggebend.

Und schließlich ist da noch unsere Tochter. Hat sie nicht auch Rechte und Ansprüche auf ein halbwegs normales Familienleben?

Bei unserem Mädchen hat es auch Stress-Situationen gegeben – niemals kämen wir aber bei ihr auf die Idee, stärkende oder konzentrationsfördernde Mittelchen einzusetzen. Bei ihr würden erzieherische, psychologische Maßnahmen helfen. Oder einfach nur elterliche Liebe.

Mit freundlichen Grüßen

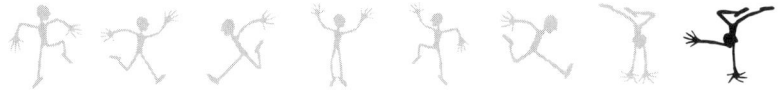

Liebe Frau …!

Aufmerksam und innerlich betroffen las ich Ihren Brief über ihren Sohn. Sie schildern in einer erfrischenden, bewegenden Art Ihre Sorgen mit Ihrem Sohn, und diese Sorgen und auch Ihre Argumente kenne ich besonders gut.

Ich habe vor ein paar Jahren meine Probleme in meiner Familie genauso dargestellt und genauso auch die Art der Problemlösung verteidigt. Ich war seinerzeit felsenfest davon überzeugt, dass unser Sohn ein krankes Kind sei und deshalb die enormen Verhaltensauffälligkeiten zeigte. Ich war sicher, dass unser Sohn deshalb Psychopharmaka benötigte und eine Therapie nur eine zusätzliche Hilfe darstellen könnte. Ich gab zu, dass auch ich Fehler gemacht hätte, weil ich nicht frühzeitig genug Joachims Krankheit erkannt bzw. man mich nicht früh genug darauf aufmerksam gemacht hätte.

Meine Argumente, die auch Sie in Ihrem Brief anführen, klangen für mich logisch und schlüssig. Es dauerte eine lange Zeit, und es bedurfte vieler Überlegungen und Erarbeiten unserer Lebenssituation, bis ich begann, Joachims Krankheit infrage zu stellen. Ich bin heute sehr froh darüber, dass es Menschen gab, die mit ihren Fragen mein Innerstes berührten und so viel «Vergessenes» zutage brachten. Ich musste feststellen, dass ich mich die ganzen Jahre über beweihräuchert hatte. Ich habe vollkommen überzeugt geglaubt, alles für unseren Sohn getan zu haben. Ich bin nicht in der Lage gewesen, mich selbst und unsere Familie infrage zu stellen. Ich hatte die Augen verschlossen vor den vielen, ungezählten Malen, in denen ich, von der Richtigkeit überzeugt, unser Kind «erzog», es aber nicht verstand.

Mich selbst infrage zu stellen! Mich meinen eigenen, tief in mir sitzenden Schwierigkeiten zu stellen! Mich zu öffnen für die in meinem Unterbewusstsein liegenden Verhaltensweisen, die durch mein bisheriges Leben geprägt waren! Mich selbst zu verstehen! Meinen Mann und die Familie neu und auch kritisch zu begutachten! Das Kind einmal mit einer anderen Brille als der gesellschaftlich gefärbten zu sehen!

All dies fiel so schwer. All dies war zutiefst treffend. Es tat weh. Ich weinte, ich trotzte, ich schob alles wieder beiseite, und irgendwann konnte ich mir alles deutlich vor Augen führen und zu all dem «Vergessenen» stehen. Ich bin heute bereit zu akzeptieren, dass diese vielen Punkte, die in Vergessenheit geraten waren, Anlass für unsere Familiensorgen waren und keinesfalls eine Krankheit unseres Sohnes. Die Diagnose des Arztes nahm mir nur das schlechte Gewissen und präsentierte mir eine einfache, schnelle Lösung in Form einer kleinen Pille. Dies ermöglichte mir, weiter die Schwierigkeiten bei Joachim zu suchen und die anderen Familienmitglieder in der Rolle der gutmütig ertragenden und hilfreich zur Seite stehenden Helfer für das Sorgenkind zu sehen.

Sie werden nun fragen, was ist denn alles vergessen worden? Gern will ich hier einiges aufzählen.

Ich habe vergessen, dass

ich so entnervt von dem vielen Geschrei des Jungen war,

ich unwirsch auf seine ewigen Quengeleien reagiert habe,

ich völlig fertig war und am Abend oder in der Nacht nicht mehr auf ihn eingehen konnte,

ich ihn wütend beiseite schob,

ich Tag für Tag unwillig die Stirn runzelte,

ich Jahr um Jahr mit meinem Mann und anderen Personen sein Verhalten diskutierte,

ich ihm ohne Worte mitteilte, was er uns allen an Belastungen auferlegt, indem ich zum Beispiel mich ihm entzog,

ich ihm andeutete, dass es so schwer ist, diese Belastungen zu ertragen,

ich ständig von ihm forderte, meine Erwartungen zu erfüllen,

ich lange nicht verstand, warum unser Sohn so handelte,

ich mich lange ärgerte, weil er so unbeliebt war,

ich schimpfte, weil er nicht zuhörte,

ich ihn anbrüllte, er solle doch weggehen,

ich ihn bat, endlich ruhig zu sein,

ich ihn häufiger schlug,

ich ihm Vorhaltungen machte und behauptete, er mache mich krank,

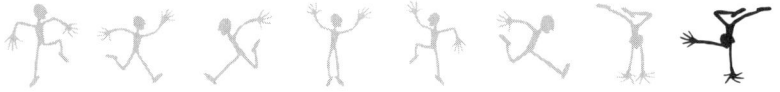

ich all sein Positives vergaß,
ich nur das Negative sah,
ich in den alltäglichen Situationen die Komik seiner Person nicht
mehr erkannte,
ich verbissen auf Verhalten bestand, welches mir und anderen zu-
sagte,
ich mich deshalb verteidigte und es vor Scham und auftretenden
Minderwertigkeitskomplexen in mir brodelte,
ich glaubte, dass man mich deshalb auch ablehnte,
ich mich ebenfalls als Außenseiter sah,
ich ständig von ihm normgerechtes Verhalten verlangte,
ich nicht akzeptieren konnte, dass er egoistisch war,
ich es nicht verwinden konnte, dass er so schlechte Leistungen in
der Schule erbrachte.

Ich fühlte mich als Versager.

Meine Hoffnungen und Erwartungen an unser Familienleben und
an die Kinder wurden nicht erfüllt, und die Pille, die dann in unser
Leben trat, half uns, diese Misserfolge zu verdrängen. Sie ließ uns all
die aufgezählten Ereignisse und Aktionen vergessen, und wir passten
als Familie wieder in unser Gesellschaftsbild. Wir wurden gelobt,
weil unser Sohn sich durch die Pille fast zu einem Musterkind entwickelte, und wir berauschten uns regelrecht an diesem Lob. Endlich
hatten wir ein Kind, welches von anderen angenommen wurde. Wir
brauchten uns nicht mehr zu schämen.

Scham war jedoch von Anfang an völlig unangebracht. Jeder hat
ein Recht auf seine Eigenart. Heute weiß ich, dass ich selbst, mein
Mann und die Kinder in unserem Familienleben die Bausteine auf-
einandersetzten, die zum Chaos führten.

Die Handlung eines einzelnen Familienmitgliedes führte zur Reaktion der anderen, und niemand konnte sich aus diesen festgefahrenen Gefühlen und Aktionen befreien. Wir alle, jeder Einzelne von
uns, trugen dazu bei, dass wir uns immer tiefer in die «negative»
Familiensituation hineinmanövrierten. Aber gerade dass darin auch

unsere Chancen für neue Erkenntnisse und Veränderungen lagen, das begriffen wir erst sehr viel später.

Nachdem wir uns dies bewusst machen konnten, lehnten wir auch die Pille ab. Mein Mann und ich erarbeiteten uns in vielen kleinen Schritten ein Konzept und fanden zu einer neuen, eigenen Umgangsform innerhalb unserer Familie und zu einem selbstbewussten freien Umgang mit unserer Umwelt. Wir wollten unseren Sohn nicht mehr verändern, sondern ihn akzeptieren und lieben, wir er war. Dies führte dazu, dass wir dies auch bei uns selbst konnten.

Die uns präsentierte Krankheit und die Hilfe in Form von Psychopharmaka haben uns nur von dem wirklichen Bild unserer Familie fern gehalten und uns eine Scheinwelt vorgegaukelt. Heute wissen wir, dass das, was Joachim heute ist, seinem Naturell entspricht. Seine Stärken und Schwächen erwachsen aus seinem Ich und sind keine kurzfristigen Produkte einer Chemikalie. Auch unser Verhalten ist echt, und wir können unabhängig von der Pille handeln.

Mit meinem Schreiben möchte ich nicht bewerten und keinesfalls verurteilen. Gerade ich weiß, wie nötig die Pille für uns war und dass wir ohne die Pille wahrscheinlich nicht auf unserem heutigen Weg wären. Sie hat uns eine Verschnaufpause gegönnt und uns gerade durch ihre Wirkung von der Falschheit der Lösung überzeugt.

Ich bin sicher, dass Sie das Beste für Ihr Kind wollen, und wir sollten gemeinsam dafür eintreten, dass Akzeptanz und Toleranz für Andersartigkeiten geübt werden. Zu Kindern gehört ein eigener Wille, die Aggression, der Egoismus und die Rebellion genauso wie Eigenschaften, die wir als positiv einordnen. Wir alle müssen einen Weg finden, der es uns ermöglicht, miteinander zu leben und jeden zu akzeptieren, ohne den anderen zu unterdrücken oder sich selbst zu vergessen.

Mit freundlichem Gruß

Ihre

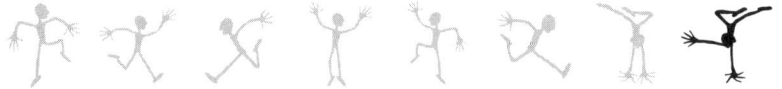

Eltern, Ärzte und Lehrer im Gespräch –
Ein anderes Fortbildungsseminar

Unter dem Thema «Drogen für den Zappelphilipp?» lud die Aktion Jugendschutz Landesarbeitsstelle NW Elterninitiativen, Lehrer, Mitarbeiter der schulpsychologischen Dienste sowie Kinderärzte zu einer Fachtagung ein. Absicht: diejenigen Personen und Berufsgruppen, die pädagogische Verantwortung tragen und entscheidend an der Veränderung der Lebenssituation des auffälligen Kindes mitwirken können, in einer Gesprächsrunde zu vereinen.

Im Mittelpunkt des Interesses stand die häufig allzu schnelle Medikation bei Verhaltensauffälligkeiten. Ein Vertreter einer Elternselbsthilfeinitiative, eine Lehrerin, ein Kinderarzt und ein Erziehungswissenschaftler schilderten den nichtmedikamentösen Umgang mit «hyperaktiven» Kindern in Elternhaus, Schule und kinderärztlicher Praxis. Sie erreichten damit bei den Teilnehmern eine Betroffenheit, die zum Nachdenken über das bisherige pädagogische und ärztliche Handeln führte. Wenngleich auch keine «Patentrezepte» vermittelt werden konnten, so trug doch die Veranstaltung dazu bei, über neue Wege im Erziehungsalltag nachzudenken.

Zunächst stellten wir Überlegungen an zum gemeinsamen Tun dieser oft zu verschiedenen Personen- und Berufsgruppen im Vorfeld einer Medikation. Dabei gab es zwischen den Elternvertretern und den anwesenden Berufsgruppen einen konstruktiven Austausch von unterschiedlichen Positionen und vielfältigen Informationen. Im Laufe der Veranstaltung erlebten die Teilnehmer unmittelbar, dass durch das Gespräch Vorurteile und Schwellenängste abgebaut und Verständnis für die andere Position aufgebaut, ja sogar darüber hinaus Ansprechpartner und Verbündete gefunden werden konnten.

Besonders hervorgehoben wurde von den Teilnehmern, dass die sonst üblichen gegenseitigen Schuldzuweisungen unterblieben, wodurch eine äußerst positive Arbeitsatmosphäre entstand, die jedem Teilnehmer das Einbringen seiner Probleme, Ideen sowie Wünsche erlaubte.

Auf die Frage, welche Bedingungen diese positive Erfahrung ermöglicht haben, konnte man von den Teilnehmern immer wieder ähnliche Antworten hören: Entscheidend war, dass man ein ganzes Wochenende Zeit füreinander hatte, Zeit, die man nicht nur in Arbeitsphasen miteinander verbrachte. Im Besonderen die Erfahrungen und Gespräche während der Mahlzeiten, in den Freistunden, bei gemeinsamen Spaziergängen oder sportlichen Aktivitäten schufen Situationen, in denen ein echtes Zuhören, ein echtes Gespräch, ein Aufeinandereingehen möglich wurde. Aufgrund der positiven Erfahrungen vertraten die Teilnehmer abschließend einhellig die Forderung, den Kooperationsgedanken an andere Institutionen und Personen, insbesondere auf regionaler Ebene, weiterzuleiten, um nicht zuletzt hierdurch ein «Netzwerk» zu schaffen, von dem alle betroffenen Personen und Berufsgruppen profitieren könnten. Dabei wurde insbesondere der Wunsch nach einem verstärkten Engagement der Ärzteschaft in einer solchen «Konferenz der Betroffenen» laut.

Sich gemeinsam beraten – Betroffene und die «helfenden» Berufe

Im Zentrum für Bildung und Gesundheit e. V., Dortmund, haben wir von 1988 bis 1996 für Familien, Schulen, Kindergärten, in denen sich Kinder und Jugendliche auffällig zeigen, ganzheitliche, auf die Lebenswelt **aller Betroffenen** bezogene Förderangebote entwickelt. Den Schwerpunkt dieser Arbeit bildete die systemische Konsultation, die von einem Team durchgeführt wurde. Diesem gehörten eine Psychologin, ein Kinder- und Jugendpsychiater, ein Sonderpädagoge und ein Schulpädagoge an. Alle Teammitglieder verfügten neben ihrer berufsspezifischen Ausbildung über eine Weiterbildung in systemischer Familientherapie. Wenn nach der Konsultationsphase beratende, therapeutische oder sonderpädagogische Förderangebote erforderlich waren (Ehe- und Erziehungsberatung; Individual-, Familientherapie; Sprach- oder Bewegungstherapie), wurden sie zum Teil im Zentrum geleistet. In anderen Fällen wurden sie vom Zentrum aus mit Förderangeboten des Stadtteils koordiniert.

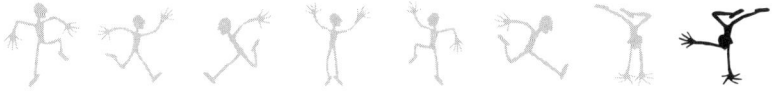

Systemische Konsultation stellt einen Gesprächsrahmen zwischen Rat suchenden Lehrern, Eltern, Erziehern und einem oder mehreren Helfern dar. Das Ziel der Konsultation liegt darin, eine gegebene, als problematisch bzw. belastend erlebte Situation («unser Rolf ist hyperaktiv») anders zu sehen, zu bewerten und daraus andere Handlungsmöglichkeiten zu entwickeln.

Konsultation bedeutet so viel wie sich «**gemeinsam beraten, reiflich überlegen**». Als systemisch ist diese Form der Konsultation insofern zu bezeichnen, da sie in besonderer Weise die **Erweiterung des Blickfeldes** anstrebt. So gelingt es, die **Vielzahl der Beziehungsmuster und -prozesse und ihre vielfältigen Wechselwirkungen**, in die das sozial auffällige Verhalten eingebettet ist, wahrzunehmen. («In welchen Situationen, zu welchen Zeiten, in Gegenwart welcher Person etc. zeigt sich Rolf hyperaktiv?»)

Das Ziel der systemischen Konsultation besteht also nicht darin, die Ursache für eine als problematisch empfundene Situation zu finden, sondern es geht darum, hilfreiche, für die jeweilige Situation **passende Lösungen** zu finden. Die Entdeckung und Nutzung vorhandener persönlicher Stärken und sozialer Ressourcen (die Oma als Babysitter, der Sportverein) der Betroffenen ist dabei von zentraler Bedeutung. Das vorgestellte Problem ist zwar ein wichtiger Hinweis, da es durch die Familie eine besondere Bedeutung erfährt. Bezugspunkt der systemischen Konsultation bleibt jedoch der Lebenszusammenhang aus Familie, Schule, Stadtteil und Gesellschaft.

Die Bedeutung der systemischen Konsultation lässt sich wie folgt skizzieren:
- Systemische Konsultation vermeidet eine frühzeitige Problembeschreibung. Wenn Eltern, Lehrer oder Erzieher aufgrund einer Problemsituation einen Experten aufsuchen, so bestimmen sie durch die Auswahl schon die vermutete Richtung des Problems. Gehen sie zum Arzt, so setzen sie eine körperliche Ursache voraus. («Rolf ist krank.») Suchen sie einen Psychotherapeuten auf, so

sehen sie das Problem eher im psychischen Bereich. Diagnose und Behandlungsweise des ausgewählten Experten bestätigen und untermauern oft die Annahme der Eltern. Systemische Konsultation will eine solche frühzeitige Fixierung des Problems vermeiden. Im Konsultationsprozess soll zunächst erarbeitet werden, welche unterschiedlichen Bereiche das Problem umfasst und wer in Betracht kommt, eine angemessene Förderung durchzuführen.

- Systemische Konsultation ermöglicht den Helfern, eine herausgehobene Position einzunehmen, aus der sie als Beobachter in der Lage sind, Beziehungen und Verhaltensmuster besser zu beschreiben. Die Perspektive der systemischen Konsultation ist nicht auf einzelne Personen oder Verhaltensweisen ausgerichtet, sondern auf Beziehungsmuster, die mit all ihren vielfältigen Wechselwirkungen im Zentrum der Betrachtung stehen. («Rolfs Verhalten wird durch die Zusammenschau mit der Ehekrise der Eltern leichter verständlich.») So werden die Helfer in die Lage versetzt, ihre Wahrnehmungen nicht nur auf das von der Schule oder der Familie vorgestellte Problem einzuengen, in der Regel das Kind. Vielmehr besteht die Möglichkeit, aus einer lebensweltlich und lebensgeschichtlich übergeordneten Sicht heraus die Situation der Schule/Familie im Zusammenhang ihrer bedeutsamen Beziehungsgestaltung zu betrachten. Der einzelne Helfer entscheidet sich damit zunächst gegen eine berufsspezifische (medizinische, psychologische oder pädagogische) Wahrnehmung des Problems und zugleich gegen die Übernahme einer festgeschriebenen berufsgebundenen Rolle als Arzt, Therapeut und Pädagoge.

- Systemische Konsultation eröffnet den Ratsuchenden eine neue Sichtweise der vorgestellten Problemsituation. Die systemische Perspektive der Helfer ermöglicht den Ratsuchenden häufig eine andere, von ihnen bisher so nicht wahrgenommene Beschreibung der Situation, die zu einer neuen (Ein-)Sicht des Problems führen kann. (Rolf lenkt die Aufmerksamkeit der Eltern auf sich und fördert das Familienleben.) Solche «Umdeutungen» können zu einer Erweiterung der Handlungsfähigkeit der Ratsuchenden führen und damit oftmals langandauernde Therapieprozesse vermeiden.

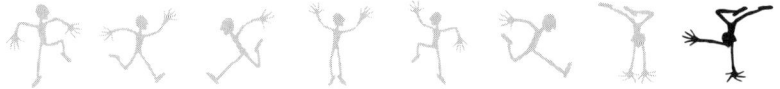

- Systemische Konsultation betont die Stärken, Fähigkeiten und sozialen Ressourcen der Ratsuchenden. Die traditionellen diagnostischen und therapeutischen Aktivitäten der helfenden Berufe sind auf «die Störung» festgeschrieben. Sie versuchen, diese genauestens zu beschreiben und einzuordnen, um dann eine auf «die Störung» gerichtete Behandlung durchzuführen. Dies bedingt, dass andere Bereiche der Person, der Klasse, der Familie, insbesondere die vorhandenen Fähigkeiten und sozialen Ressourcen, nicht oder kaum wahrgenommen werden. («Rolf hat ein überaus humorvolles Wesen.») Systemische Konsultation versucht durch die umfassendere Perspektive nicht nur die Probleme, sondern immer auch die Fähigkeiten der Betroffenen zu erfassen. Eine daran anknüpfende Förderung und Unterstützung wird als wirkungsvoller für die weitere Entwicklung der Ratsuchenden erlebt.
- Systemische Konsultation bricht mit der Vorstellung, dass Lösungen aus dem Problem zu entwickeln seien. Schaut man intensiv nur auf das Problem, so kommt dabei oft eine Bindung an die Schwierigkeit anstelle neuer Lösungen heraus. Systemische Konsultation will das Gefangensein im Problemraum aufbrechen und den Blick für die vielen möglichen Lösungen außerhalb dieses Raumes eröffnen. Dabei gilt es zu beachten, dass ein Problem auch schon ein Lösungsversuch, mit einer Vielzahl von verborgenen Kompetenzen, darstellen kann.
- Systemische Konsultation fördert die gleichberechtigte Beziehung zwischen Helfern und Ratsuchenden. Das gemeinsame Sich-Beraten, das gemeinsame Suchen nach neuen Möglichkeiten nimmt den Helfern die übergeordnete Position der Alles-Besserwisser. Sie sind nicht mehr der «Heiler» oder «Ratgeber», sondern «Mitsuchende», Begleiter. Die der Konsultation zugrunde liegende Überzeugung, dass die Betroffenen für die Bewältigung ihrer Lebenssituation die größten Fähigkeiten besitzen, erfordert eine gleichberechtigte Beziehungsgestaltung zwischen Helfern und Ratsuchenden.

148 Unser Ziel war es, sozial auffällige Kinder in der Schule zu sehen und zu begleiten. Dabei ging es zunächst nicht bzw. nicht allein darum, nur das Verhalten der Kinder zu beeinflussen. Dies sollte über eine Veränderung der sie umgebenden Lebenswelt erreicht werden. Nicht nur das Kind, nicht nur die Familien bzw. die Schulen, sondern die gesamte Lebenswelt, mit all ihren Schwierigkeiten, aber auch ihren sozialen Ressourcen, war Bezugspunkt für mögliche Veränderungsmaßnahmen. Das Ziel bestand darin, auf allen vorhandenen Ebenen (Kind, Familie, Schule, Stadtteil) Möglichkeiten einer Förderung zu erkunden und neue Handlungsstrategien für die Familie bzw. die Schule zu entwickeln.

Die Auffälligkeit von Peter – ein Fallbeispiel

Peter fällt in der 2. Klasse auf, wegen mangelnder Arbeitsmotivation und zeitweiliger Arbeitsverweigerung, Träumereien, aber auch wegen störendem Verhalten, wie aggressiven Ausbrüchen und Verweigerung der Kontaktaufnahme mit der Lehrerin. Seine schulischen Leistungen sind unterdurchschnittlich. Peter ist ein kleiner zarter Junge, wirkt traurig, fast depressiv, lacht kaum. Er hat seinen Kopf zwischen die Schultern gezogen, streunt bindungslos durch die Gegend. Ist er in Streitereien verwickelt, tritt seine unterdrückte Aggressivität deutlich zutage. Bisher hat er sich aber meist noch unter Kontrolle. Auf Anraten der Schule und des Hausarztes hat Peter bis zu diesem Zeitpunkt eine zeitlich begrenzte Spieltherapie und für einige Monate Ritalin erhalten.

Das Bild der Lebenswelt von Peter

Die Familie: Peter ist das Kind einer außerehelichen Beziehung. Er wird geboren, während die Mutter in Scheidung lebt. Er lernt seinen leiblichen Vater nie kennen, sein juristischer Vater erkennt ihn nicht an. Dieser will ihn in ein Heim einweisen lassen, was seine Mutter jedoch verhindern kann. Nach der Scheidung lernt Peters Mutter ihren zweiten Mann, einen Marokkaner, kennen, der für ihn zunächst die Vaterrolle einnimmt, ihn jedoch nicht adoptiert. Peter trägt nach wie vor den Namen des Mannes aus der ersten

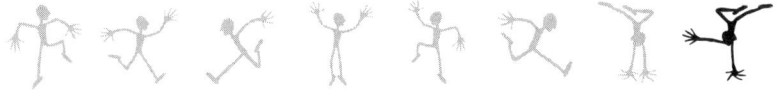

Ehe seiner Mutter. In der neuen Ehe werden zwei weitere Söhne geboren. Nach der Geburt seiner eigenen Kinder zieht sich sein neuer Vater von Peter zurück und wendet sich verstärkt seinem erstgeborenen leiblichen Sohn zu.

Die Nachbarschaft: Die Familie scheint sehr isoliert zu leben. Die Mutter hat sporadischen Kontakt zu einer Bekannten, die aufgrund ihrer eigenen Lebenssituation (sie hat fünf Kinder) viele Probleme und wenig Zeit hat.

Die Gruppe der Gleichaltrigen: Peter hat Kontakt zu einem Jungen, einem Sohn des Freundes seines Vaters, den er als Freund bezeichnet. Dieser Umgang wird von der Mutter nicht gern gesehen, teilweise mit Hausarrest unterbunden, mit der Begründung, dass dieser ihrer Meinung nach einen schlechten Einfluss auf Peter ausübe.

Die Schule: Peter unterhält zu Mitschülerinnen und Mitschülern kaum Kontakt, sitzt öfter allein am Tisch. In der Pause streunt er über den Schulhof. Der Kontakt zur Lehrerin ist gespannt. Ihre Belastung ist bei einer Klassenstärke von 28, mit einem Ausländeranteil von 70%, enorm hoch. Die Lehrerin lehnt Peter im Besonderen wegen seines von ihr als «hinterlistig» beschriebenen Verhaltens ab. Aufgrund ihrer eigenen Persönlichkeit macht ihr insbesondere das nicht offen ausagierte aggressive Verhalten große Probleme. Sie hat Schwierigkeiten, auf Peter zuzugehen, lässt sich durch ihn sehr schnell provozieren. Die Kontakte mit der Mutter sind ebenfalls sehr gespannt. Sie befinden sich in einer ständigen Streitsituation, wobei jede der anderen ihre speziellen Kompetenzen hinsichtlich des Erziehungs- und Lehrverhaltens abspricht.

Die Klassenkameradinnen und Klassenkameraden von Peter sind aufgrund seines oft antisozialen Verhaltens nicht sehr an ihm interessiert, lehnen ihn sogar teilweise offen ab.

Der Stadtteil: Es bestehen keine Kontakte der Familie zu Institutionen innerhalb der Gemeinde, die Schule ausgenommen.

Erkennbare Ressourcen

Die Familie: Die Beziehung zur Mutter lässt sich als emotional stabil bezeichnen. Diese Beziehung stellt jedoch erst dann eine Kraftquelle für Peter dar, wenn die Mutter ihrerseits, innerhalb ihrer Lebenswelt, in ihrer Persönlichkeit gestärkt wird.

Die Gruppe der Gleichaltrigen: Der Junge, den Peter als seinen Freund bezeichnet, kann als Ressource für ihn nicht wirksam werden, da die Mutter diesen ablehnt. Ein engerer Kontakt mit dem Freund würde Spannungen in die Beziehung zur Mutter bringen.

Die Schule: Die Klassenkameradinnen und Klassenkameraden sind als Ressource für Peter zurzeit nicht zu aktivieren, da sie ihn stark ablehnen und den Umgang mit ihm vermeiden. Das Verhältnis zur Lehrerin ist zwar gespannt, jedoch ist sie bereit, sich mit ihrer Beziehung zu Peter auseinander zu setzen. Dies stellt ggf. die erste wichtige Handlungsorientierung, die erste unterstützende Ressource dar.

Der Stadtteil: Die Gemeinde bietet eine Reihe von Fördermöglichkeiten innerhalb des Stadtteils an: das Stadtteilzentrum, das Mütterzentrum, das Zentrum für Bildung und Gesundheit, das Jugendzentrum mit der Schulaufgabenbetreuung, die Abteilung der Stadtbücherei, diverse Sportvereine, eine Schulaufgabenbetreuung der Arbeiterwohlfahrt innerhalb des Schulgebäudes.

Lebensweltbezogene Fördermöglichkeiten

Ausgehend von der Erkundung der Lebenswelt und der Beschreibung vorhandener Unterstützungsmöglichkeiten lassen sich folgende Handlungsweisen ableiten:

- *Supervisionsgespräche mit der Lehrerin.* In regelmäßig stattfindenden Gesprächen nutzt die Lehrerin die Möglichkeit, ihre Beziehung zu Peter zu hinterfragen. Ferner erhält sie Hilfestellungen zur Bewältigung ihres Arbeitsalltages, der aufgrund der Größe und der Zusammensetzung der Klasse sehr schwierig ist. Auf diese Weise kann sie ein anderes Bild von Peter gewinnen und schafft auch den Rahmen, in dem sie in behutsamen Schritten die soziale Eingliederung von Peter in die Klassengemeinschaft einleiten könnte.

- *Gemeinsame, begleitende Gesprächskontakte zwischen der Lehrerin, der Mutter und Peter.* Diese Gesprächsmöglichkeit böte die Chance der Kontaktaufnahme zwischen Peter und seiner Lehrerin und für neue Erfahrungen, die alle miteinander machen könnten. Sie könnten ferner zu einer Entspannung im Verhältnis zwischen der Mutter und der Lehrerin

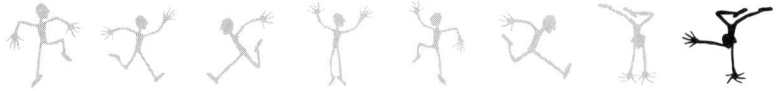

beitragen und Verständnis wecken für die jeweils andere schwierige Arbeits- und Lebenssituation.

- Unterstützung der Mutter durch *Kontakt zum Mütterzentrum*. Dort besteht die Möglichkeit zu lockeren Gesprächskontakten mit anderen Frauen sowie zur Teilnahme an Gesprächsgruppen. Zugleich könnte sie dort vormittags ihre beiden Kleinsten für ein paar Stunden abgeben. Die Entlastung der Mutter durch das Mütterzentrum könnte sich positiv auf das familiäre Leben auswirken, sodass sich Peter weniger für die Sorgen der Mutter verantwortlich fühlen müsste.
- Herstellung des *Kontaktes von Peter zur Hausaufgabenhilfe* im Jugendzentrum. Dieser Kontakt würde eine weitere Distanzierung zum familiären Spannungsraum für Peter bedeuten. Er würde eine schulische Förderung erhalten. Gleichzeitig erführe er die Möglichkeit zum Spiel und zur Kontaktaufnahme zu Gleichaltrigen, die nicht an die Schule gebunden ist, ihn unabhängiger macht und weniger den Vater vermissen lassen würde. Die im Freizeitzentrum vorhandenen materiellen und räumlichen Gegebenheiten böten Peter möglicherweise einen geschützten Rahmen, seine unterdrückten Aggressionen teilweise auszuleben.

Welche Möglichkeiten wurden genutzt?

Der *Kontakt zum Mütterzentrum* wirkt sich für Peters Mutter positiv aus. Sie geht regelmäßig dorthin, beteiligt sich an Gesprächskreisen, übernimmt Aufgaben im organisatorischen Bereich. Sie kann sich zeitweise ein kleines Taschengeld verdienen. Dies bestärkt sie in ihrem Selbstwertgefühl. Sie wird unterstützt im Kampf um einen Kindergartenplatz für ihren zweitältesten Sohn. Peters Mutter bewertet dies als ihren persönlichen Erfolg. Die erlebte Entlastung tut ihr gut. Ferner nutzt sie die Möglichkeit der Beratung in Bezug auf ihre Eheschwierigkeiten und sucht sich Unterstützung in der Bewältigung eigener persönlicher Probleme.

Die Herstellung des *Kontaktes von Peter zum Freizeitzentrum* gestaltete sich schwierig, da die Mutter diese Form der Schulaufgabenbetreuung ablehnt. Sie möchte die Verantwortung hinsichtlich der Erledigung der Schulaufgaben ihres Sohnes nicht abgeben. Ferner kann sie sich nur schwer nachmittags von ihrem Sohn trennen. Aufgrund der stetigen Abnahme der schulischen Leistung von Peter ist Frau M. aber schließlich doch bereit, die Schulaufgabenbetreuung für Peter zu akzeptieren.

In regelmäßigen Abständen finden *Gespräche mit der Lehrerin* über die jeweilige Situation in ihrer Klasse statt. Es ist für sie sehr schwierig, Peter mit anderen Augen zu sehen. Sie kann nur mit großen Mühen positive Seiten an ihm entdecken, da er ihr in keinster Weise entgegenkommt. Peter ist nur eines von mehreren «Problemkindern» in ihrer Klasse, die ihr viele Sorgen bereiten. Sie bewertet jedoch die Gespräche als Unterstützung für sich und ist nach wie vor bemüht, an der Beziehung zu Peter zu arbeiten.

Es finden in größeren Abständen *gemeinsame Gespräche* zwischen der Lehrerin, Peters Mutter und Peter statt. Es gestaltet sich als sehr schwierig, die Gespräche auf einer an Lösungen ausgerichteten Ebene zu führen. Dennoch gelingt es, erste Absprachen, zum Beispiel bzgl. der Erledigung der Schulaufgaben und des Bereitstellens des Schulmaterials, zu treffen.

Die Auftragslage des Betriebes von Peters Vater verbesserte sich. Dieses führt zu seiner Vollbeschäftigung, was wiederum für sein Selbstwertgefühl von besonderer Bedeutung ist. Die finanzielle Situation entspannt sich, der Druck innerhalb der Familie lässt nach.

Keine heile Welt, aber andere Ausgangsbedingungen für Peter und seine Familie, ihr zukünftiges Leben zu gestalten. Alle Familienmitglieder können sich an die jeweiligen Lebensverhältnisse besser anpassen, und so hat auch Peter die Möglichkeit, mit weniger sozial auffälligen Verhaltensweisen leben zu können. Dies gilt jeweils so lange, da keine neuen, zusätzlichen Probleme, Konflikte in der Lebenswelt dieser Familie auftreten werden.

Hilfe finden: Wie und wo?

1. *Wo finde ich Gesprächspartner, die ähnliche Probleme mit ihren Kinder haben wie ich:* in der Verwandtschaft, Nachbarschaft, in der Schule oder Kindergarten? Sehr oft erweist sich die Erfahrung, dass mein Sohn / meine Tochter gar nicht so viel anders ist als die anderen Kinder, als ein wesentlicher Schritt zur Veränderung der eigenen Familiensituation.
   Sprechen Sie die nächste Person an, von der Sie glauben, dass sie ähnliche Erfahrungen gemacht hat, Sie müssen riskieren, auch einmal abgelehnt zu werden. Sollte dies passieren, denken Sie daran, dass der/diejenige anders denkt und fühlt als Sie.

2. *Wie finde ich Kontakte zu den Eltern, die sich aufgrund ihrer ähnlichen Erfahrungen in einer Elternselbsthilfegruppe zusammengeschlossen haben,* die zunächst mit ihren eigenen Kompetenzen und Erfahrungen ihre Probleme angehen wollen, um dann, gegebenenfalls, die Hilfe der Professionellen einzuholen.
   Ein Anruf bei einer Kontaktadresse reicht, um die nächste zu Ihrem Ort gelegene Anschrift einer Elternselbsthilfegruppe zu erhalten.

3. *Wo finde ich Ärzte, Psychologen oder andere Helfer, die die Probleme unseres Kindes nicht nur im Kind sehen und behandeln wollen,* sondern die Auffälligkeit unseres Kindes als Ausdruck einer Störung in unserer Lebenswelt ansehen.
   Rufen Sie eine Beratungsstelle in Ihrem Ort an und fragen Sie dort nach, welche Ärzte oder Beratungsstellen nach einer derartigen Orientierung arbeiten (familien- bzw. systemorientierte Beratung oder Therapie).

Dabei sind folgende Regeln hilfreich:
1. Einfach anfangen, nicht lange überlegen
2. Rückschläge einkalkulieren
3. Verbündete suchen, Koalitionen bilden
4. Das Prinzip der kleinen und kleinsten Schritte beachten
5. Selbstsicherheit stärken und Kompetenzen erweitern

6. Den Mut haben, auch mal wegzugehen (überall dort, wo die Hilfe, die dort angeboten wird, mir nicht passt)

7. Sich nie allein auf den Weg zum Arzt oder Lehrer begeben. Gemeinsam sind wir immer stärker
8. Weniger kann oft mehr sein. Die Vielzahl der «Helfer» bestimmt nicht unbedingt die Qualität der Hilfe
9. Sich Zeit lassen. Veränderungen lassen sich nicht erzwingen
10. Mit Vertrauen, Demut und aus gemeinsamer Solidarität in die Zukunft blicken

Kontaktadressen

Verzeichnis der Erziehungs- und Familienberatungsstellen
Im Internet: http://www.bke.de   oder:
Bundeskonferenz für Erziehungsberatung
Herrnstr. 53
90763 Fürth
Tel.: 0911/9 77 14-0
Fax: 0911/74 54 97

Adressenverzeichnis Systemische Therapeuten/-innen (IGST)
Im Internet: http://www.igst.org   oder:
IGST
Kußmaulstr. 10
69220 Heidelberg
Tel.: 0 62 21/40 64 0
Fax: 0 62 21/40 64 22

Adressenverzeichnis Weinheimer Familientherapeuten
stellen sich vor
Im Internet: http://www.ifw.uni-osnabrueck.de   oder:
Institut für Familientherapie Weinheim – Ausbildung und
Entwicklung e. V.
Freiburger Str. 46
69459 Weinheim
Tel.: 0 62 01/6 59 52
Fax: 0 62 01/18 33 78

Anschrift des Bundesverbandes der Elterninitiativen zur Förderung hyperaktiver
Kinder e. V.
Im Internet: http://osn.de/user/hunter/badd.htm
Bundesverband der Elterninitiativen zur Förderung
hyperaktiver Kinder e. V.
Postfach 60
91291 Forchheim
Tel./Fax: 09191/34874

Glossar

Alkoholembryopathie: Fruchtschädigungen infolge von Alkoholmissbrauch
während der Schwangerschaft

Amphetamin: Wirkstoff, der stimulierend auf die Psyche des Menschen wirkt

Aufmerksamkeits-Defizit-Syndron (ADS) mit Hyperaktivität (ADHS): Krankheitsbegriff, der gegenüber der HKS die Bedeutung der Aufmerksamkeitsstörung und Impulsivität unterstreicht und von einer Stoffwechselstörung im Gehirn ausgeht

Diagnose: Krankheitsbezeichnung, Ergebnis der Untersuchung

Elektroencephalographie (EEG): Ableitung der Hirnströme

Hyperaktivität/Hyperkinese: überstarker Bewegungsdrang

Hyperkinetisches Syndrom (HKS): Krankheitsbegriff, der u. a. motorische Unruhe, Impulsivität, verminderte Konzentrationsfähigkeit und gesteigerte Erregbarkeit umfasst

Minimale Cerebrale Dysfunktion (MCD): Krankheitsbegriff, wobei theoretisch eine Dysfunktion des Gehirns unterstellt wird

Neuroleptika: Psychopharmaka, die dämpfend, angstlösend und antipsychotisch wirken

Placebos: Scheinmedikamente mit unwirksamen, indifferenten Substanzen

Psychoanaleptika: Synonym für Psychostimulantia

Psychopharmaka: Medikamente mit Wirkung auf das Nervensystem und auf das Verhalten

Psychostimulantien: Psychopharmaka, die anregende Wirkung haben

Literaturhinweise

156

Aly, M. / Tumler, M. – *Kopfkorrektur* – Rotbuch 1981

Andres, W. / Burkhard, E. – *Voll bei der Sache. Ein Konzentrationsprogramm für Kinder* – Kösel 1995

Armstrong, T. – *The Myth of the ADD Child* – Plume Book, N. Y. 1997

Beck, U. – *Kinder der Freiheit* – Suhrkamp 1997

Beck, J. u. a. – *Das Recht auf Ungezogenheit* – Rowohlt 1983

Bühler-Niederberger, D. – *Legasthenie. Geschichte und Folgen einer Pathologisierung* – Leske & Budrich 1991

Chororer, S. L. – *Die Zurichtung des Menschen* – Campus 1982

Döpfner, M. u. a. – *Wackelpeter und Trotzkopf. Hilfen bei hyperaktivem und oppositionellem Verhalten* – Psychologie-Verlag 1999

Dreikurs, R. / Soltz, V. – *Kinder fordern uns heraus* – Klett 1996

Esser, G. / Schmidt, M. – *Minimale Cerebrale Dysfunktion. Leerformel oder Syndrom* – Enke 1987

Fingerhut, R. / Manske, C. – *Ich war behindert* – rororo 1984

Freed, J. / Parsons, L. – *Zappelphilipp und Störenfriede lernen anders. Wie Eltern ihren hyperaktiven Kindern helfen können, die Schule zu meistern* – Campus 1998 (eine betroffene Mutter und ein Kindertherapeut aus den USA)

Goebel, J. / Clermont, C. – *Tugend der Orientierungslosigkeit* – Volk und Welt 1997

Gruen, A. – *Der Wahnsinn der Normalität* – Kösel 1987

Grüttner, T. – *Helfen bei Legasthenie* – text-o-phon 1999

Härtling, P. – *Das war der Hirbel* – dtv 1978

Henning, C. / Knödler, U. – *Problemschüler / Problemfamilien* – Klett 1998

Herbst, V. – *Unseren Kindern helfen* – Kiepenheuer 1988

Hildebrandt, H. / Schulz, M.-L. – *Wenn ich traurig bin, dann bin ich auch krank* – Jugend und Kritik 1984

Hurrelmann, K. – *Familien-, Schul-, Freizeitstreß* – Beltz 1990

Kellmer Pringle, M. – *Was Kinder brauchen* – Klett-Cotta 1979

Kickbusch, J. / Trojan, A. – *Gemeinsam sind wir stärker* – *Selbsthilfegruppen und Gesundheit* – Fischer 1981

Kinder und Medikamente – *Der Minister für Arbeit, Gesundheit und Soziales, N. W. (Hg.)* – Düsseldorf 1989

Korczak, J. – *Das Recht des Kindes auf Achtung* – Vandenhoek & Ruprecht 1973

Korczak, J. – *Wie man ein Kind lieben soll* – Vandenhoek & Ruprecht 1989

Liedloff, J. – *Auf der Suche nach dem verlorenen Glück* – C. H. Beck 1980

Lüpke, v. H. / Voß, R. (Hg.) – *Entwicklung im Netzwerk. Systemisches Denken und professionsübergreifendes Handeln* – Luchterhand 2000

Molnar, A. / Lindquist, B. – *Verhaltensprobleme in der Schule. Lösungsstrategien für die Praxis* – Borgmann 1995

Miller, A. – *Das Drama des begabten Kindes* – Suhrkamp 1981

Miller, A. – *Am Anfang war Erziehung* – Suhrkamp 1980

Nadolny, S. – *Die Entdeckung der Langsamkeit* – Piper 1987

Negt, O. – *Kindheit und Schule in einer Welt der Umbrüche* – Steidl 1999

Oaklander, V. – *Gestalttherapie mit Kindern und Jugendlichen* – Klett-Cotta 1981

Reiser, M. L. – *Kindliche Verhaltensstörungen und Psychopharmaka* – Ernst Reinhardt 1996

Stierlin, H. – *Haltsuche in Haltlosigkeit* – Suhrkamp 1997

Tikkanen, M. – *Aifos heißt Sofia. Leben mit einem besonderen Kind* – rororo 1983

Tschöpe-Scheffler, S. – *Kinder brauchen Wurzeln und Flügel – Erziehung zwischen Bindung und Autonomie* – Grünewald 1999

Voß, R. (Hg.) – *Pillen für den Störenfried?* – Ernst Reinhardt 1990

Voß, R. (Hg.) – *Helfen, aber nicht auf Rezept* – Ernst Reinhardt 1991

Voß, R. – *Anpassung auf Rezept* – Klett-Cotta 1992

Voß, R. (Hg.) – *Das Recht des Kindes auf Eigensinn* – Ernst Reinhardt 1995

Voß, R. (Hg.) – *SchulVisionen* – Carl-Auer 1998

Voß, R. (Hg.) – *Die Schule neu erfinden* – Luchterhand 1999

Voß, R. (Hg.) – *Verhaltensauffällige Kinder in Schule und Familie: Neue Lösungen oder alte Rezepte* – Luchterhand 2000

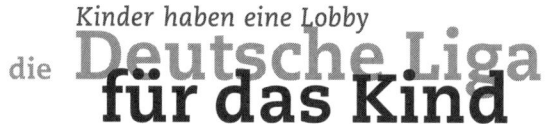

Kinder haben eine Lobby
die **Deutsche Liga für das Kind**

Partner von *rororo Mit Kindern leben*

Die Deutsche Liga für das Kind ist ein Zusammenschluß der wichtigsten Verbände, die sich für die Belange der Kinder in den ersten Lebensjahren einsetzen.

Die Liga verfaßt Stellungnahmen zu Gesetzentwürfen, organisiert Fachtagungen, initiiert Projekte, ist Herausgeber der Zeitschrift *frühe Kindheit* und bietet Eltern und Fachleuten ihre Service-Leistungen an.

Für einen guten Start ins Leben
Die Info-Pakete der Deutschen Liga für das Kind

☐ **Paket 1** (12,- DM incl. Versandkosten)
- Informationen über Mutterschutz und staatliche Leistungen für Eltern
- Entwicklungskalender erstes Lebensjahr
- Faltblatt mit Informationen zum Stillen
- Adressenliste von Einrichtungen „Rund um die Geburt und das 1. Lebensjahr"
- Informationen über die Deutsche Liga für das Kind
- Gesamtverzeichnis der Reihe *Mit Kindern leben*

☐ **Paket 2** (18,- DM incl. Versandkosten)
Inhalt wie Paket 1, zusätzlich:
- 12 Elternbriefe zum 1. Lebensjahr, hrsg. vom Arbeitskreis Neue Erziehung
- Probeexemplar der Zeitschrift *frühe Kindheit*

Sie können Ihre Bestellung telefonisch oder per Fax aufgeben oder diese Seite an folgende Adresse schicken:

DEUTSCHE LIGA FÜR DAS KIND in Familie und Gesellschaft e.V.
Chausseestr. 17, 10115 Berlin
Tel.: 030 - 28 59 99 70   e-mail: Liga-Kind@liga-kind.de
Fax: 030 - 28 59 99 71   Internet: www.liga-kind.de
Commerzbank Berlin, Konto 266 2385, BLZ 100 400 00

Kinder brauchen eine Lobby

In der Deutschen Liga für das Kind arbeiten Fachleute aus den Bereichen Gesundheit, Erziehung, Sozialwissenschaften und Recht zusammen und ermöglichen einen intensiven Kontakt zu Wissenschaft, Praxis und Politik. Dabei stehen folgende Aufgabenbereiche im Mittelpunkt:

Kinder brauchen starke Eltern

Die Elternverantwortung zu stärken, bedeutet nicht nur, öffentlich auf die unverzichtbare Rolle der Eltern hinzuweisen, sondern auch, Eltern selbst Aufklärung und Unterstützung anzubieten.

Kinder brauchen Schutz

Kinder haben ein Recht auf die Förderung ihrer natürlichen Begabungen. Das gilt nicht nur für den rechtlichen Schutz, sondern auch für familienergänzende, wenn nötig familienersetzende Angebote für Kinder.

Kinder brauchen Beteiligung

Schon von Geburt an muß die eigenständige Persönlichkeit des Kindes sowohl im rechtlichen, als auch im psychologischen Sinne Anerkennung finden. Hierzu gehört auch, die Interessen von Kindern und Familien im politischen Raum zu stärken.

Kinder brauchen materielle Gerechtigkeit

Die Entscheidung für ein Kind gehört heute zu den größten Armutsrisiken. Der Beitrag, den die Erziehung von Kindern in der gesellschaftlichen Gesamtrechnung leistet, wird in unserem Steuer- und Rentensystem in einer nicht länger hinzunehmenden Weise unterbewertet. Eine Korrektur dieses Mißstandes ist überfällig.

Kinder brauchen bessere Lebensbedingungen

Beim Wohnungsbau, der Stadt- und Regionalplanung und in allen anderen Feldern, die zur Lebensqualität von Familien beitragen, müsen Bedingungen geschaffen werden, die ein Leben mit Kindern erstrebenswert machen. Dies gilt auch für die Arbeitsplatz- und Arbeitszeitgestaltung der Eltern.

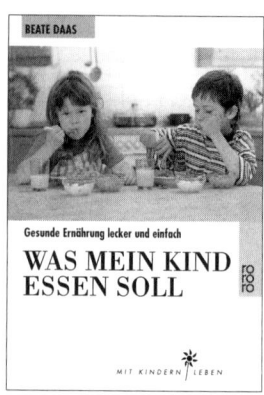

BEATE DAAS

Gesunde Ernährung lecker und einfach

WAS MEIN KIND
ESSEN SOLL

roro

MIT KINDERN | LEBEN

mit kindern leben

Nora Bergen
«Das juckt so!» *So helfen Sie
Ihrem Kind bei Allergien*
(rororo sachbuch 60285)

Gisela Brehmer
**Aus der Praxis einer
Kinderärztin** *Entwicklung ·
Ernährung · Erste Hilfe ·
Alternative Heilmethoden
Vollständig überarbeitete
Neuausgabe*
(rororo sachbuch 60468)

Ingo Busche
**Neurodermitis: Chaos im
Immunsystem** *Ursachen,
Vorbeugung, Therapie*
(rororo sachbuch 60422)

Beate Daas
Was mein Kind essen soll
*Gesunde Ernährung lecker
und einfach*
(rororo sachbuch 60536)

Sabine Friedrich /
Volker Friebel
Entspannung für Kinder
*Übungen zur Konzentra-
tion und gegen Ängste*
(rororo sachbuch 18563)
**Ruhigere Zeiten für Eltern und
Kinder** *Geschichten und
Übungen zum Entspannen
und Einschlafen*
(rororo sachbuch 60515)

Christine Grotensohn
Unser Kind im Krankenhaus *Ein
Ratgeber für Eltern und
alle, die mit kranken
Kindern zu tun haben*
(rororo sachbuch 60328)

Inge Kelm-Kahl
Mein Kind hat Asthma
*Diagnose, Behandlung,
Hilfen für den Alltag*
(rororo sachbuch 60471)

Petra Lange
Hausmittel für Kinder *Natur-
gemäß vorbeugen und
heilen*
(rororo sachbuch 18384)

Hans-Dieter Kempf /
Jürgen Fischer
Rückenschule für Kinder
*Haltungsschwächen
korrigieren, Haltungs-
schäden vorbeugen*
(rororo sachbuch 19338)

Walter Köster
**Kranke Kinder homöopathisch
heilen** *Erfahrungen und
Rezepte eines praktischen
Arztes*
(rororo sachbuch 60151)

rororo sachbuch

Weitere Informationen in der
Rowohlt Revue, kostenlos im
Buchhandel, und im **Internet:
www.rororo.de**